新自然主義

搶救 髖·腿·膝·腳·踝

一生健步好行!!

骨科醫師游敬倫的運動+食物療法

附6支示範影片QR Code 請見第5頁

龍合骨科診所院長 游敬倫 編著

本書為《筋骨關節疼痛防治全百科》、《極簡養生》、《不運動，當然會生病》濃縮精華本

3 Chapter 膝關節喀拉喀拉作響？別以為只是小毛病！

4 Chapter 為什麼一走路，腳踝就痛得不得了？

5 Chapter 對症的下肢運動，掌握預防與治療的核心要素

Chapter 強筋健骨，運動有方法，食療不可少

示範影片（請掃描 QR code）

伸腿伸踝

蝴蝶展翅

翹腳屈髖

空中踩腳踏車

連續踮腳

連續弓步

編輯室報告

擺脫卡卡人生，祝您一生健步好行！

蹲下去就站不起來、久坐一站膝蓋就痛、起床腳一踩地腳跟就痛、膝關節喀拉喀拉響、膝蓋痠痛、雙腳無力、腳底麻木，或者有退化性關節炎、足底筋膜炎、坐骨神經痛等症狀？《搶救髖腿腳膝踝，一生健步好行》正是因應此一需求，為下半肢有痠痛困擾、受過外傷、運動傷害者，以及很少運動的族群提供改善與預防的專業意見，是現代人必備的居家健康寶典。

本書由龍合骨科診所游敬倫院長編著，內容為《筋骨關節疼痛防治全百科》、《極簡養生》、《不運動，當然會生病》的濃縮精華版，從髖關節開始，針對現代人的髖、大腿、膝蓋、小腿、踝、足等下肢問題，提供如何正確解讀症狀，以及透過有效運動、飲食療法、冷熱敷技巧，到最新對症治療方式等等妙方絕招，快速有效的解決肌力不足和髖腿腳膝踝關節聯動問題，並預防再患。書中充滿中西醫、運動醫學和營養醫學的智慧，以及圖文並茂的編輯呈現，讓讀者一看就懂、輕鬆上手。

「腿」是人體的第二心臟，一旦雙腿痠疼、膝蓋無力，就是衰老的先兆，要想抗衰老，腿要夠有力。有鑑於此，本書特別收錄髖關節、膝關節與踝關節的疾病，例如髖關節扭傷、滑液囊發炎、髖部骨折、梨狀肌症候群、髂脛束發炎、髕骨軟骨炎、膝關節扭傷、十字韌帶斷裂、半月軟骨破裂、滑液囊發炎、退化性關節炎、足踝翻腳刀、足底筋膜炎、足跟脂肪墊損傷、大腳趾外翻、阿基里斯肌腱炎等 20 大常見病症，並按照身體部位來分章，方便讀者加深印象，快速找到對應位置。

本書精選 7 大運動療法，真人全圖解示範、步驟詳細，在家或辦公室就可輕鬆練習，不僅能改善上述的下肢問題，還能維護關節機能、增加肌肉量。同時提出營養療法與飲食療法，只要平日在營養素與飲食上稍為用點心，就能重新打造筋骨關節力，例如幫助筋骨關節修復，可補充膠原蛋白、葡萄糖胺，以及有機硫化物，像是高麗菜、花椰菜等十字花科菜；緩解關節發炎症狀，可補充 Omega-3 以及鳳梨、木瓜、柑橘類與蔥薑蒜辣椒等食物。

2020 年內政部公布的「2019 年簡易生命表」指出，國人平均壽命為 80.9 歲，其中男性 77.7 歲、女性 84.2 歲。而自 2025 年，台灣即將進入「超高齡社會」，屆時 65 歲以上老年人口占總人口達 20%。面對越來越長壽的人生，我們應該立即採取行動，幫助自己無論活到幾歲，都能大步走路、身體能屈能伸不疼痛。

Chapter 1

腿，是人體的第二心臟

腿力是促進人體循環的第二心臟，腿力弱不僅容易跌倒、骨折、扭傷，導致關節退化、慢性軟組織傷害等毛病，更是體能早衰、循環不良、代謝性疾病、內臟機能下降的主因。

現代人生活愈來愈便利，讓我們雙腿提早衰退、老化，使得年紀輕輕往往就出現關節僵硬、痠痛、肌力不足，甚至早發型退化，進而影響全身活動機能。

所以強化下肢力量及靈活度，維持筋骨關節的機能，就是健康、長壽、青春、活力的保證！

01 雙腿痠疼、膝蓋無力？小心！這是衰老的先兆！

一位時尚打扮的年輕小姐，優雅地走進診間，當我請她坐下時，她卻雙手撐著膝蓋，微露痛苦的表情才坐得下來。

「醫生，我只要坐久一點，站起來時膝蓋就好痠痛。以前走一走、動一動就好了，但是這幾天，連坐下時都要用手撐膝蓋，這是怎麼回事？我又沒有做粗重的工作。」

問答之中，這位小姐顯然已經對她的問題搜尋過相當多的資料了。平時的工作都在辦公室中，也沒有顯著的外傷記錄。檢查中，發現她的膝蓋軟骨已有相當的磨損，在壓力之下還會嘎嘎作響。兩側大腿的肌肉則明顯較瘦弱，輕壓膝部內側、外側，均有疼痛點，且大腿肌肉無法承擔壓力。這是個髕骨軟骨發炎合併多發性肌腱炎的症狀，且膝關節及周圍的軟組織已出現退化現象。

才 30 歲，雙腿就已經老化？

是的，在門診中已有愈來愈多年輕的患者，出現下肢力量嚴重不足的現象，更不用提那些年事較高的長者了。許多才過 50 歲的朋友，兩側大腿肌肉已顯著萎縮，小腿肌肉則鬆弛搖晃。這在 20 多年前還算特例，如今卻是司空見

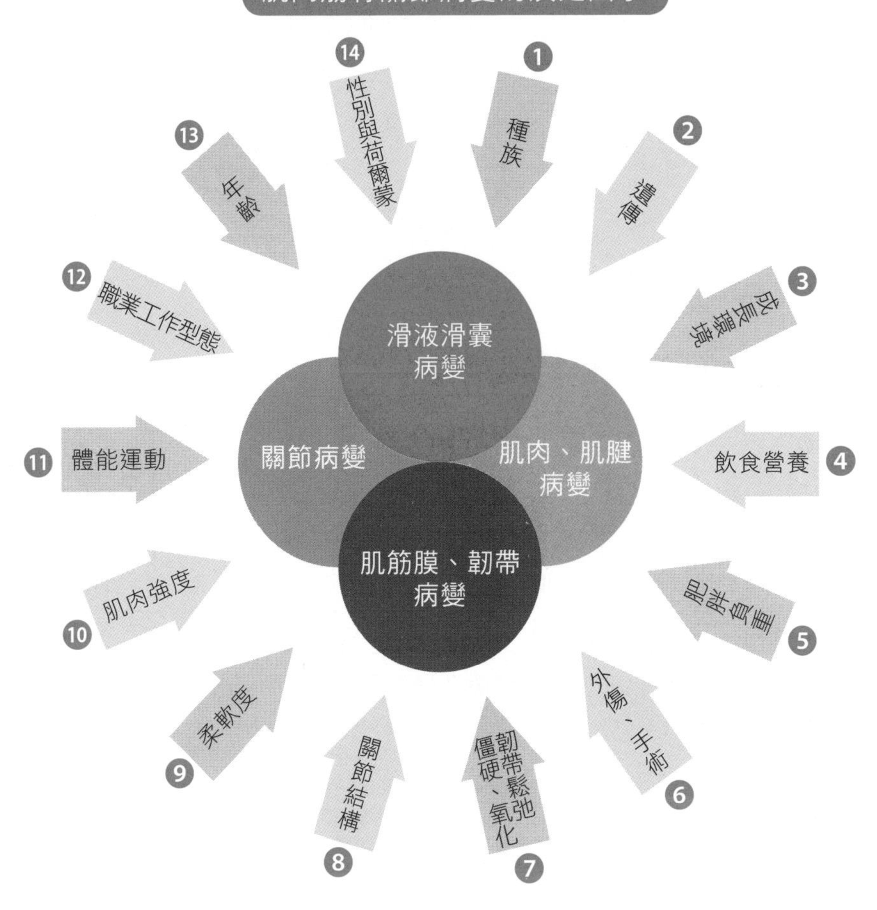

慣的現象。

現代人怎麼了？這 30 年來發生了什麼事？原來工作型態與生活習慣的改變，造成人體下肢力量的喪失——這是人類30年來失去最多的力量！我們的遠祖，靠它站了起來，狩獵、採集並創造文明。然而，近30年來，大多數的人選擇坐了下來，而且一坐就是好幾個小時，下肢的運動量估計至少減少了50%甚至更多。這樣的情況累積10年後，下肢關節的問題就出來了。更堪憂的是我們的下一代，我們的孩子在肌肉骨骼都還沒發育成長完全時，就已經習慣將屁股黏在椅子上一整天。

膝蓋為什麼退化得那麼快？

人類的下肢，主要是由骨骼、肌肉、血管神經構成。骨骼是支撐的主結構，但骨骼周圍的肌肉與韌帶，更是提供穩定度與活動的來源。一旦沒有足夠的肌肉與韌帶力量，關節便無法穩定，因此當我們在進行活動的過程中，關節磨損的情形便會跟著增多，許多不該發生的事就來了，像是在還很年輕的時候，肌肉韌帶已經衰弱，關節也出現不該有的老化。

只要看一看我們下肢的結構，就不難了解這個道理。以膝關節為例，膝關節是由股骨（大腿骨）末端的兩個類圓形突出的股骨髁、脛骨（小腿骨）上端的脛骨平台及膝蓋骨（髕骨）共同組成。這三部分骨頭的表面由軟骨所覆蓋，形成平滑的關節面。關節的內外側有內側副韌帶與外側副韌帶、膕韌帶、前後十字韌帶來維持關節整體的穩定。

關節內有特殊的半月軟骨來增加關節屈伸時的密合度以

膝關節的結構

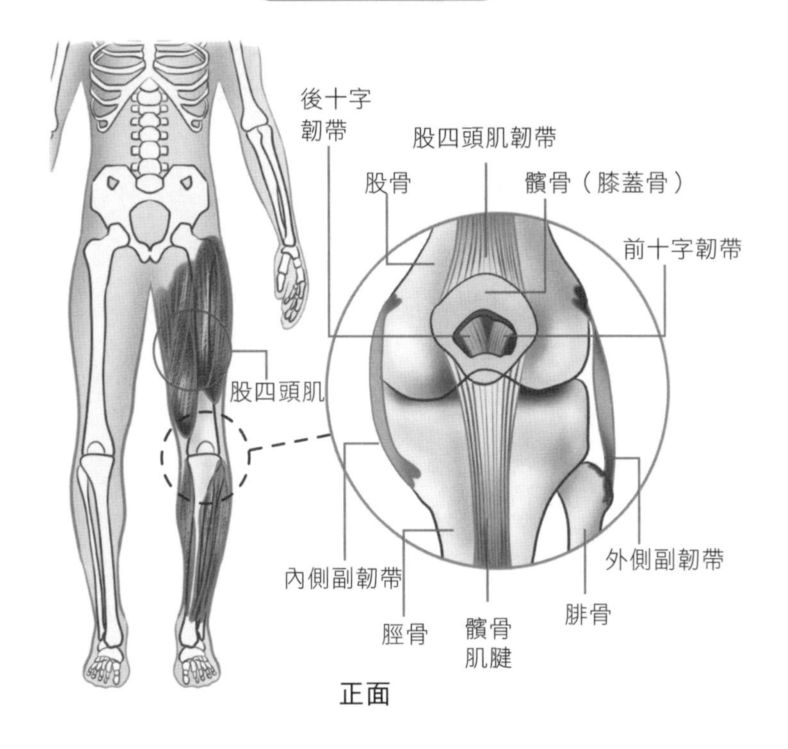

正面

減少摩擦，並形成吸收震動與壓力的緩衝組織。連接膝蓋骨的有股四頭肌韌帶及髕骨韌帶，成為大腿屈伸力量的傳遞組織。股四頭肌由四塊肌肉共同組成，是膝關節伸直及承受力量的的主角，它的延伸組織包覆在關節前方及兩側，從不同的角度穩定地支持關節，並且完成蹲跪跑跳等各種動作。強壯的股四頭肌是擁有健康膝關節絕對不可或缺的要件。

02 肌少症，現代人的重要課題，您不能不知道

肌肉質量隨著年齡下降，許多研究指出，成年人在 40 歲以後，肌肉質量平均每 10 年減少 8%，70 歲以後加速到每 10 年減少 15%；尤其是大腿肌肉的力量，在 40 歲之後估計每 10 年下降 10 ～ 15%，70 歲之後甚至高達每 10 年下降 25 ～ 40% 以上。台灣 65 歲以上長者估計約 7 ～ 10% 罹患肌少症。

骨骼肌減少症，一般簡稱肌少症，大約是在上世紀 90 年代引起醫學界的關注，但是臨床上對於肌少症的定義，直到 2010 年「歐盟肌少症工作小組」歷經數次國際專家會議之後，才提出了診斷標準，而在 2016 年後被正式認定為疾病。

由於有關肌少症的研究日新月異，至今仍沒有統一的標準，而且各人種之間的差異也頗大。但是診斷的大原則，則是包括肌肉質量減少（Low muscle mass），加上肌力減弱（Low muscle strength）或行動能力變差（Low physical performance）兩者之一。並將肌少症分為原發性與次發性。前者找不到特定原因，僅因年紀老化造成；次發性肌少症則包恬長期臥床、疾病（如嚴重器官衰竭、癌症、內分泌疾病）、營養不良。臨床上大多數的肌少症是由多重

因素造成。

肌少症的診斷評估

一般可從三方面探討：

一、**肌肉質量**：目前最準確的方法是使用電腦斷層 CT 或核磁共振 MRI，但限於設備及成本，且全身電腦斷層還有輻射劑量的考量，目前只適於研究用途。一般常用的是雙能量 X 光吸收儀（DXA，Dual energy X-ray absorptiometry，這與測骨質密度的儀器一樣，此法相對精確）或生物電阻測量分析（BIA，Bioelectrical-impedance analysis，參考度依機器及比對資料庫而異）。

依此算出骨骼肌肉質量指數（Skeletal muscle mass index），若低於年輕族群兩個標準差以下，則可定義為骨骼肌減少症。國際肌少症工作小組（IWGS）肌肉質量測量與分割點是 DXA 男性低於 7.23kg/m^2，女性低於 5.67kg/m^2；亞洲肌少症工作小組（AWGS）的標準則是男性 DXA 為低於 7.0kg/m^2，女性低於 5.4kg/m^2。

二、**肌肉強度（肌力）**：目前臨床上最常使用的是使用握力器測量手部握力，以國衛院用研究族群最低之 20%為分割點（其參考值見次頁「肌肉強度：手部握力」）。亞洲肌少症工作小組的定義則是男性小於 26 公斤，女性小於 18 公斤。

肌肉強度：手部握力

（以研究族群最低之 20%為切點）

男性		
BMI	<22.1	25.0kg
	22.1-24.3	26.5kg
	24.4-26.3	26.4kg
	>26.3	27.2kg

女性		
BMI	<22.3	14.6kg
	22.3-24.2	16.1kg
	24.3-26.8	16.5kg
	>26.8	16.4kg

BMI= 體重 kg / 身高^2（m^2）
資料來源：Geriatric Gerontology International 2014

三、**行動能力**：最簡單的第一步就是以測量行走速度來作為篩檢，65 歲以上長者若行走速度小於每秒 0.8 公尺則需進一步檢查肌少症的可能性（見右頁「簡易肌少症臨床篩檢」），輔以手部握力及肌肉質量來判斷，則可以確定是否罹患肌少症。關於行動能力，臨床上還可應用多種量表可供參照評估。

篩檢方法除了行走速度外，亞洲肌少症工作小組在 2019 年 10 月更提出自我測量小腿圍的方法，如果男性小於 34 公分，女性小於 33 公分；或者連續起立、坐下 5 次動作所

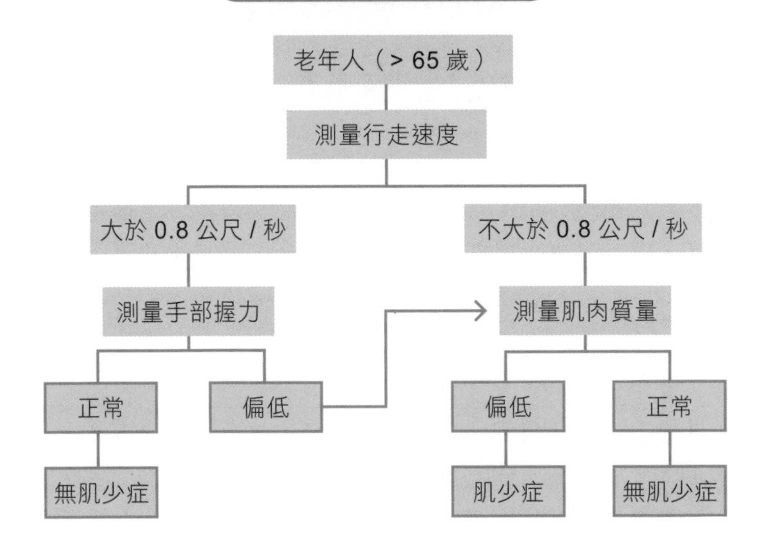

需時間大於 12 秒，就應懷疑肌少症的可能，建議接受肌力評估。

被診斷為肌少症的患者則應進行全面性的健康評估，做好對急慢性疾病的控制治療，檢視營養狀況，攝取富含必須胺基酸的優質蛋白質。如果沒有其他需限制蛋白質的疾病，則建議每天每公斤體重的蛋白質攝取量應提升到 1.2 克。此外補充足量的維生素，尤其是維生素 D（請參考第 6 章），同時應該積極進行肌力與平衡力的訓練，兼顧有氧與負重運動，才能改善生活品質及減少相關合併症。

03 不容輕忽的隱形殺手：運動障礙症候群

日本骨科醫學會 JOA 在 2007 年提出「運動障礙症候群」的概念，明白指出這是年長者失去自我照顧能力的最主要原因。並以車子做為比喻，說明運動系統猶如汽車的引擎與輪胎，一旦故障，車子也就失去用處了。

該會並提出 7 個警示要點（Seven Warning Signs），作為 40 歲以上的人定期自我檢視的標準，以便了解自己的「肌肉或骨骼系統是否已經衰退到危險程度」。

測試 1：你罹患運動障礙症候群的風險有多大？

你有沒有運動障礙症候群呢？以下 7 個警示要點，如果有 1 個的話，就表示你是高危險群，必須立刻採取補救措施。

☐警示 1 無法單腳站立穿襪子。

☐警示 2 常在屋子裏踢到東西或絆倒滑倒。

☐警示 3 上下樓梯時需抓扶手。

☐警示 4 做中等粗重家事有困難，如使用吸塵器、搬東西等。

☐警示 5 購物超過 2 公斤時，就無法提回家。

兩步檢測

採取所能做的最大步幅

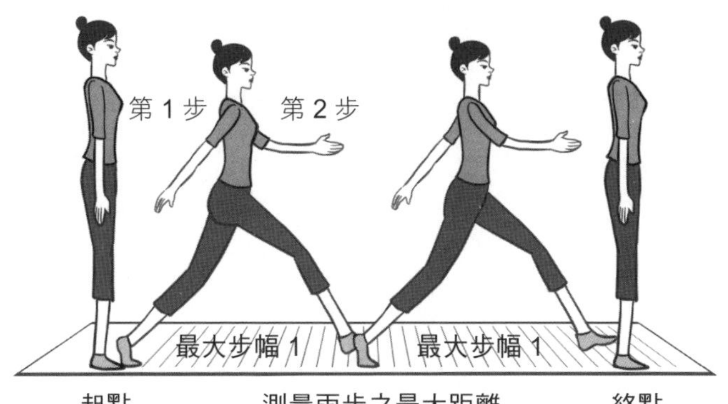

測量注意事項

- 測量時旁邊要有防護人員
- 地面不可易滑以防跌倒
- 先做暖身
- 不可跳躍
- 穿鞋測試
- 踩出最大步幅、但不可失去平衡

□警示 6　無法連續走路 15 分鐘不休息。

□警示 7　無法在綠燈期間穿過馬路。

測試 2：下半身有沒有力？「兩步檢測」見真章

在運動系統中，下半身有沒有力占決定因素。但如同我在《極簡養生》一書中提出的，腿力是長壽的象徵，訓練出好腿力，可以解決容易跌倒、骨質疏鬆、足跟炎、靜脈曲張、蘿蔔腿、抽筋、習慣性扭傷等多個重大問題。

「兩步檢測」是個極為簡單的自我檢查，能讓你一目了然自己的下肢肌力、平衡力及柔軟度。步驟如下：

❶ 在地上畫出起始線，站於其後方，足尖不可超過。

❷ 用最大步幅連續走出兩步，然後併腳靠攏。

❸ 測量此兩步幅的距離。

❹ 重複以上動作兩次，取最佳成績。

❺ 計算出您的「兩步指數 two step score」。

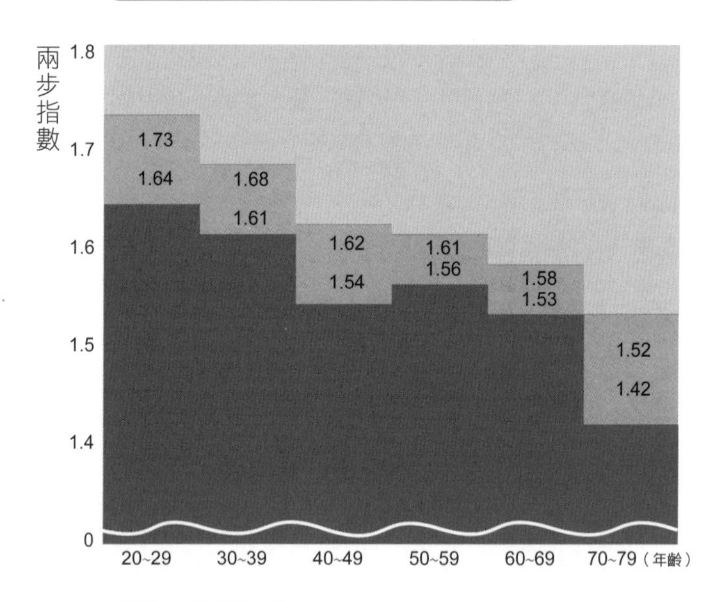

資料來源：日本骨科醫學會，JOA。

兩步指數＝兩步幅距離（公分）÷ 身高（公分）

兩步指數會隨著年齡下降，同屬東方人的日本，已建立不錯的統計模式，可借為參考。以 20 歲左右來說，可達平均身高 1.7 倍；到了 75 歲，就下降到平均身高的 1.5 倍。

而且以此指數來評估 70 ～ 79 歲年齡層時，會發現個體間的體能差異顯著擴大，也就是體能好與不好的差別顯著較大。這也再次告訴我們鐵的事實，那就是身體是否有保養與訓練，將產生完全不同的結果。

從兩步檢測看女性的體能狀況

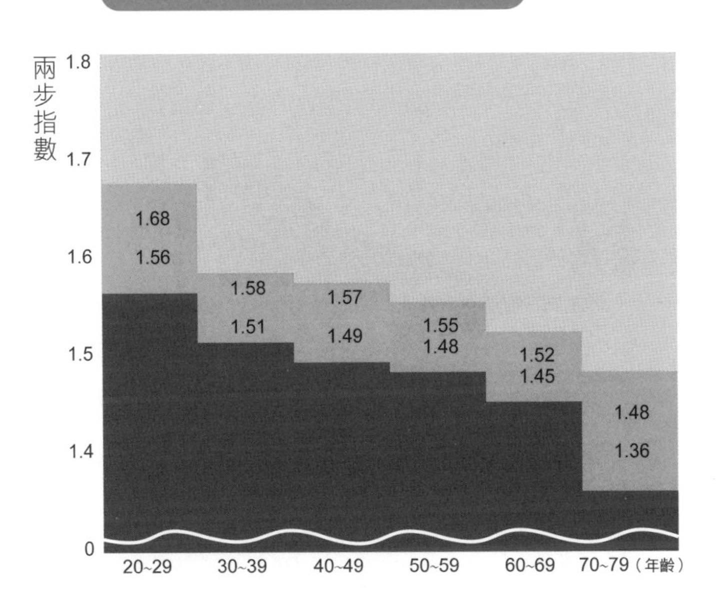

說明：粉紅色為 95%的測量區間，低於此區間表示失能風險大，高於此區間表示體能狀況佳。

04 你的腿夠強健嗎？3 分鐘快速檢測法

現在我就來教大家用最簡單的方法，了解自己腿力的肌肉力量、關節柔軟度和平衡能力等狀況。

測試 1：肌肉力量與關節柔軟度

坐在椅子上，大腿伸直，水平抬起，腳掌勾起腳尖，盡量向身體靠近。①

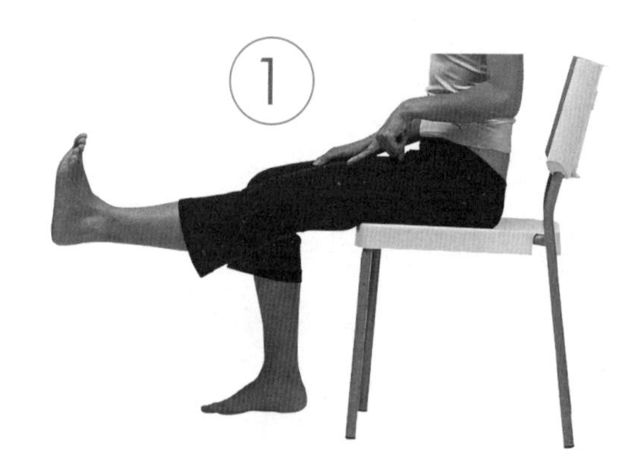

肌肉力量

- 大腿前側四頭肌堅硬有力，像硬橡皮一樣。① 3分
- 四頭肌稍軟，但腿不瘦，可連續保持水平，抬起超過2分鐘。 2分
- 四頭肌軟或腿抬不到2分鐘，或腿可抬起但伸不直。② 1分
- 腿抬不起。③ 0分

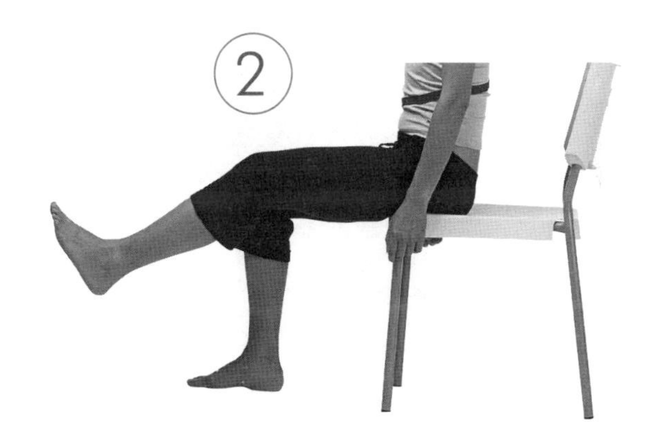

關節柔軟度

- 腳掌屈向身體大於 20 度，後腿不會太緊太痠痛。① 3 分
- 腳掌屈向身體小於 10 度，但大於零度，膝完全伸直。2 分
- 腳掌屈向身體小於零度或膝伸不直。② 1 分
- 踝關節很僵硬或膝彎屈攣縮。③ 0 分

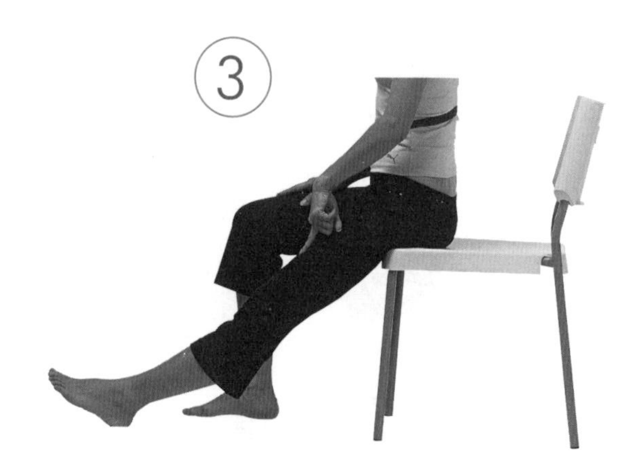

測試 2：平衡能力

單腳站立並踮腳，兩手水平伸直或自然下垂測（試時宜選擇安全地方，年長者周圍要有可扶持的人或支持物）④。

- 單腳站，踮腳，以足趾著地站立，可穩定維持 2 秒以上④。3 分
- 足趾站立不穩，但可腳掌落地單腳站立 30 秒。⑤ 2 分
- 單腳站立不足 30 秒，但可以穩定站立 10 秒以上者。1 分
- 單腳站立少於 10 秒或無法做到者。 0 分

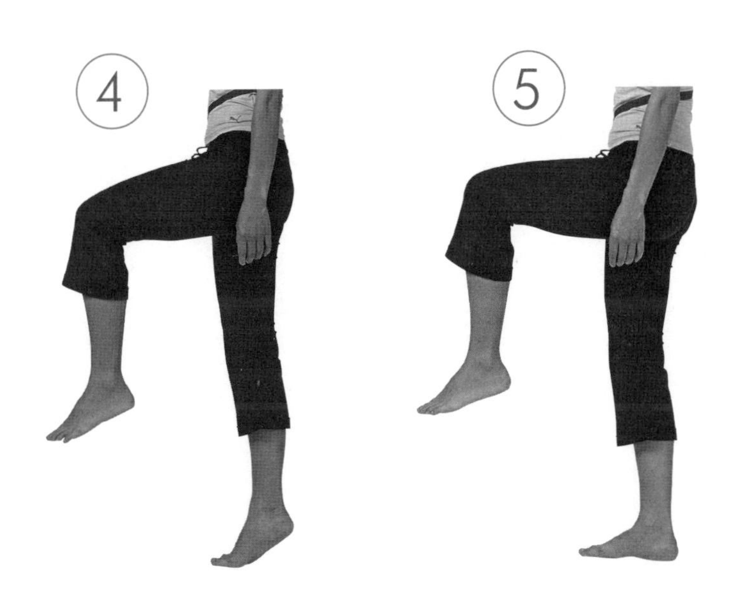

測試 3：八個痠痛點或緊繃點觸壓

觸壓以下穴位：兩側血海穴、兩側陰陵泉穴、兩側三陰交穴、兩側風市穴。

- 顯著痠痛小於兩處。 3 分
- 顯著痠痛三～四處。 2 分
- 顯著痠痛五～六處。 1 分
- 顯著痠痛七～八處。 0 分

加總以下分數

10 ～ 12 分，恭喜你，腿力不錯，值得保持並更上一層樓。

8 ～ 9 分，有進步空間，應該好好訓練了。

7 ～ 8 分，腿力不足，長遠而言，身體狀況欠佳。

少於 6 分，腿力太弱，除了循序鍛練外，並應檢視是否有其他身體疾病。

注意事項：本測試是用相對簡單的方法對腿力作一檢測，提供讀者做為參考。若有相關身體疾病，則應就醫診治。

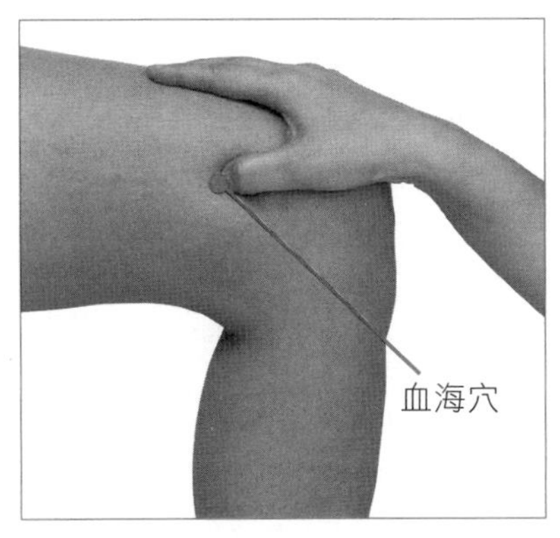

血海：屬脾經，氣血之海，直接反映出下肢循環及婦女疾病、泌尿生殖疾病、過敏反應。正坐屈膝，本穴位在大腿骨內上髁上兩指幅寬，股內收肌突起中點。面對患者，用手掌按在病人膝蓋上，拇指尖所到之處即是。

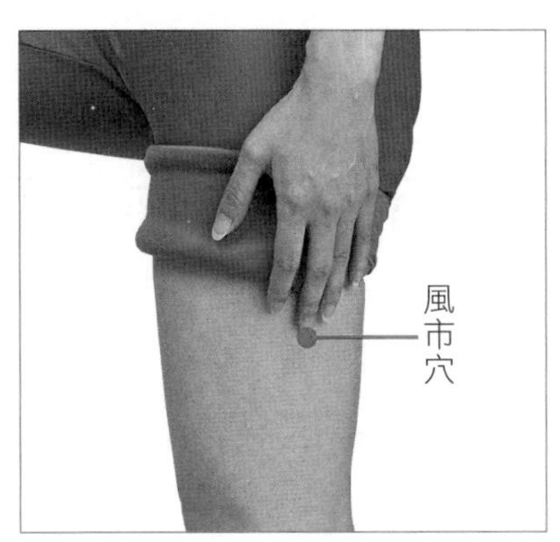

風市：屬膽經，為風邪所聚集（市）的地方，故名。在大腿外側中線上，站立時中指尖所到之處。經驗上為一切下肢疼痛、肌腱發炎、膝踝關節退化，及坐骨神經痛反應的地方。

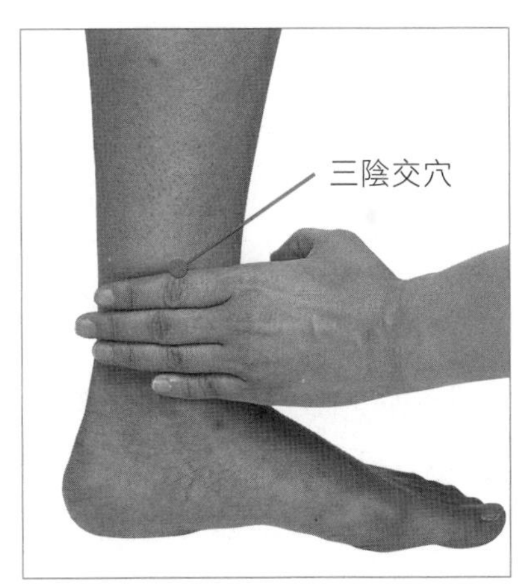

三陰交：脾、肝、腎三條經絡交會處，故名。位於內側腳踝尖往上四個橫指寬的位置，脛骨的後緣。

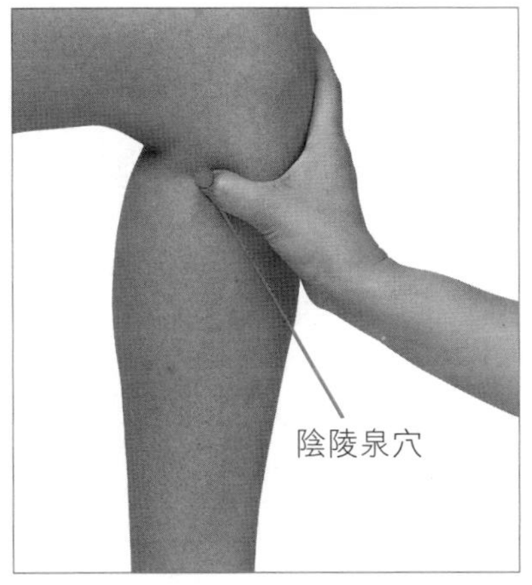

陰陵泉：屬脾經，在膝內側脛骨上方骨隆突處下緣。

05 不是叫你不要做，而是教你變強壯

「筋發炎」，你被工作打敗了！

肌腱炎、韌帶炎、滑液囊炎，都是現代骨科門診的常客，大家就通稱它們 叫「筋發炎」吧！ 當患者為這些因急性或慢性使用過度所造成的疼痛所苦時，多數人採取的方式是盡量不動、盡量休息，而許多醫師也會這樣建議病人。

「但該休息多久？」

「好不容易靠休息才改善的毛病，只要一開始做事就又找上門了？」

「總不能就這樣一直休息下去吧？」

休息與避免過度使用，的確是我們處理各種急慢性軟組織傷害的第一個步驟，但如何讓患者恢復力量，重回工作崗位並勝任愉快，才是積極的態度。

「你被你的工作打敗了喔！」我常這樣笑著跟病人說：「你會受傷，就表示你打不贏你的工作，所以你必須讓自己變得更強壯，才能做事有力又有勁！」

因此，要維持身體健康，同時不被工作打敗，首要條件

就是：強化自我的體能！下個單元略舉騎乘單車與跑步常見的運動傷害作為參考。

把運動當勞動，愈動愈辛苦

為了健康，很多人願意多多運動，但往往不見得有效果。有位病人每天游泳，卻游到全身痠痛，而且多處求醫不得其解。我看他是個嚴謹認真的人，而且肌肉狀況也不錯，於是問他如何游泳。

「你每天怎麼游法？有沒有暖身？游得開不開心？」一問之下，才知道這病人每天上班前到了泳池，沒有暖身就下水，很努力地游了 3,000 公尺，接著連忙去上班。他很認真地執行自己的運動計畫，把運動當成工作在做，完全沒有體會到運動的樂趣。因此我建議他放鬆自己，不一定要游那麼多，減少一點運動量，留下較充裕的時間，用享受的心情，先做好暖身運動，再優雅地游個 1,000 多公尺，最後再帶著輕鬆與活力的自信去上班，一定會得到不同的效果。

兩個星期後，這位朋友的全身痠痛已經奇蹟似地消失了，我再一次檢查他的肌肉後發現，不只不再僵硬，還變得更有彈性呢！

類似的案例在門診中不算少見，一次又一次的經驗告訴我們，如果把運動當成工作來做，甚至認為是件「苦差

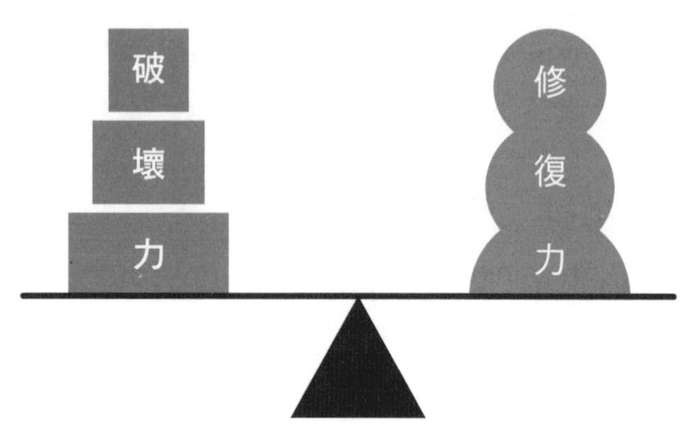

▲筋骨機能的維持，乃是修復力與破壞力中間的平衡。

事」，那麼得到的結果往往就跟「做苦工」一樣，使自己疲憊不堪。

運動，必須享受到其中的樂趣，尤其是感受到它「真的正在提升自己的身體機能」，才能獲得良好的結果。

將適當的勞動當運動，愈做愈起勁

那相反的，如果把勞動當成運動，是不是會有不一樣的效果呢？

阿婆種菜種得全身痠痛，在更久以前我可能會建議她不要種菜，但發現很多阿婆一旦不做事，就認為自己是沒有用的人。後來我就建議她把種菜的面積減少，每天抱著快樂的心情，並告訴她走到菜園的過程就是腿力訓練，手在撥動是訓練手力，抓蟲是鍛練指力，記得注意蹲下、站起來的姿勢要正確，同時呼吸新鮮空氣。一段時間過去後，阿婆的全身痠痛消失了，不但精神更愉快，還把她的收穫送給我，一起分享那些「沒有農藥的菜」。

把適當的勞動當成運動的方法，我把它教給許多需要體力的工作者，也教給要做家事的家庭主婦。令人驚訝的是，觀念想法的改變，竟然讓人的潛力徹底發揮，將原本造成筋骨痠痛的工作，變成促進體能的運動。

曾經看一份資料提到哈佛大學教授做的研究，將旅館工作人員分成兩組，一組告訴他們工作即是運動，並給予學理說明，一組則不做任何提示。3 個月後，前者的體能狀況竟出乎意料地獲得提升。哇！ 原來我不是唯一有這樣想法的人，原來人們對自我的認知有著如此神奇的影響。

因此，在這裡我要給大家一個有趣而實用的建議，那就是轉換一下想法：一方面在工作中採取適當的防護或注意正確姿勢以避免運動傷害；一方面則珍惜工作中所需要的勞動，將它們賦予健康的意義，如此，你對工作將可以更勝任愉快，還能愈做愈起勁！

同樣的，本書第五章介紹簡單有效的運動方法，也希望大家把它們當成趣味而有益的遊戲，在輕鬆愉快中實踐健康的生活。

06 要運動，不要運動傷害！

運動傷害是現代骨科門診的重要課題，讓我們用簡單的圖來描述運動傷害各種不同的樣貌。

單車族常見的運動傷害

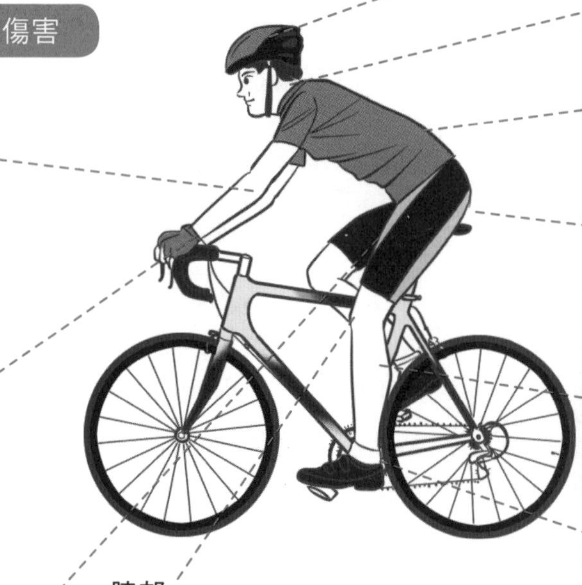

手肘部
因施力問題或施力不當產生肱骨內上髁炎（高爾夫球肘）或肱骨外上髁炎（網球肘）。

手腕部
可能因車距太長，使手腕壓力增加，引起「尺神經炎」及「正中神經炎」（腕隧道症候群），嚴重時導致手指麻痺或肌肉萎縮。

鼠蹊部
如果坐墊過高或過度後傾，可能導致會陰神經壓迫。
墊子太硬也會壓迫男性前列腺。不當磨擦可能造成皮膚炎。

膝部
不當動作或過度用力可能造成髕骨軟骨炎、大腿內收肌肌腱炎、髂脛束發炎、鵝掌肌腱炎等。
（請見本書第 3 章）

頭部

安全帽是不可或缺的基本防護。護目鏡以減少眩光、增加安全，並減少紫外線對眼部的傷害。

頸部

大多採取身體前傾彎腰姿勢，使頸部後側壓力增加，肩膀高聳。

導致斜方肌與肩部棘上肌緊繃，增加頸椎旁肌肉及椎間盤壓力，可能造成肩頸肌筋膜炎及神經炎。

腰背部

長時間騎乘因姿勢可能一直彎腰，導致背部肌筋膜炎。壓力大時使椎間盤內的髓核後移，造成壓力或突出。

臀部

可能因姿勢不良或坐墊不適造成臀肌或梨狀肌肌腱炎。

（請見本書第 2 章）

小腿部

過度運動可能導致肌肉痠痛，嚴重時出現橫紋肌溶解症。阿基里斯肌腱炎也很常見。

（請見本書第 4 章）

足踝部

足踝部的肌腱炎，足底筋膜炎，蹠骨疼痛。

（請見本書第 4 章）

跑步族常見的運動傷害

側腹痛

常發生在從事跑步的初期階段，典型在上腹部出現刺痛。確切原因不明，可能是：

（1）消化不良，運動不久前吃東西，劇烈運動使腹內壓增加，飲用太多碳酸飲料。可於運動前 1、2 個小時內只喝水就好。

（2）呼吸肌、包括橫膈膜及肋間肌血流不足的缺氧性疼痛。可降低跑速或休息，身體前彎，採取腹式呼吸緩解。

腿部肌肉拉傷

- 股四頭肌
- 髂脛束
- 股二頭肌
- 小腿肌肉

是最常拉傷的部位，遵照保護、休息、冰敷、壓迫、抬高步驟進行。在 48 ～ 72 小時後，若患部無進一步腫脹，則可開始熱敷。

（請見本書第 142 ～ 145 頁）

膝內側肌腱炎

常發生在膝內側，包括膝內側副韌帶發炎，及其下方之鵝掌肌腱炎。

（請見本書第 78 頁）

足跟腱炎（阿基里斯肌腱炎）

身體最粗大的肌腱，由小腿後之腓腸肌與比目魚肌共同結合而成，附於足跟之上，跑跳時可承受身體十倍體重的壓力。若不休息，反覆受傷可能鈣化甚至斷裂。

（請見本書第 118 頁）

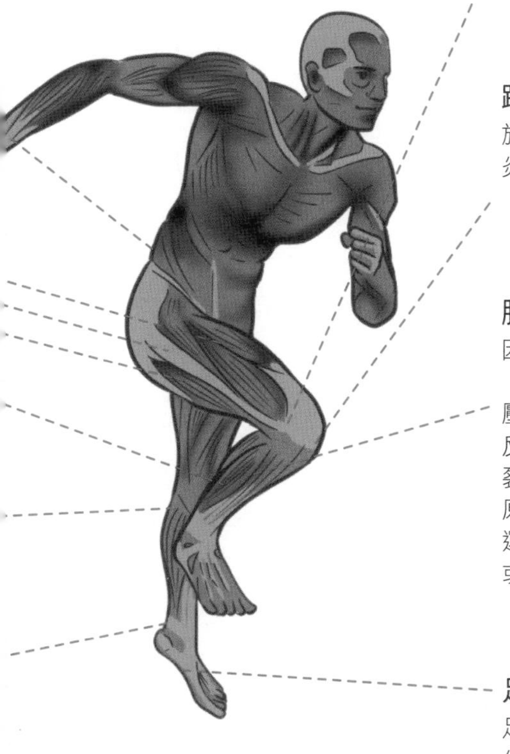

髂脛束摩擦症候群

膝外側疼痛，髂脛束是大腿外側的寬肌膜，當膝部因跑步運動時造成磨擦發炎，也叫跑者膝（Runner's knee）。

（請見本書第 93 頁）

跳躍者膝（Jumper's knee）

於膝蓋骨下緣及其下方的膝肌腱發炎疼痛，跑、跳、踢球皆可能發生。

（請見本書第 96 頁）

脛骨膜炎（Shin splint）

因運動引起小腿內側脛骨骨膜及「脛前肌」發炎，小腿內側有顯著壓痛，跑步受力時亦痛。

反覆受力嚴重時可能在脛骨發生小裂痕，是謂「脛骨疲勞性骨折」。

原因多是因為在堅硬路面從事激烈運動、過度訓練、下肢肌肉不平衡或柔軟度不足所致。

足弓傷害

足底足弓的疼痛，包括足底筋膜炎、蹠趾關節囊炎等。跑道太硬、鞋子不合、訓練過度、伸展不足是主要原因。

（請見本書第 107 頁）

07 對抗地心引力、抗衰老，防跌倒，就是要腿力

人從一出生開始，就得獨立展開與地心引力的戰爭，隨時隨地承受著 9.8 m/s^2 的重力加速度。除非有機會到外太空去，否則終其一生都需與它對抗。

初生嬰兒，脊椎的支撐力未臻完善，尤其頸椎軟弱，必須由大人小心保護。但當他慢慢成長，脖子會開始有力量，到了 4 個月大，趴臥時大約就可抬高 90 度，頸椎也向後形成了頸椎前凸（cervical lordosis）。5 個月後，可以用雙手將胸部抬離床面。7、8 個月後，可以放手坐穩並開始爬行。10 個月後，可以自行攀扶家具站起。12 個月後則可以獨立站立數秒。從 1 歲開始，人們對抗地心引力的能力就愈來愈好，一直達到體能巔峰後才又開始走下坡。

有些人在年紀更大後，便需要靠拐杖來支撐；一旦力量更不夠了，就只好再度坐了下來。你發現了嗎？當我們從 1 歲之後開始站立，維持人體直立，對抗地心引力的最重要角色，便是我們的腿力。

愈少動，腿力流失就愈快

根據美國航太總署 2010 年的研究報告，太空人長時間在無重力狀態下飛行 18 天後，肌肉細胞組織會迅速流失，肌力顯著退化，才 30 ～ 50 歲的人，肌肉會像 80 歲的老翁一樣衰老。影響最鉅的是小腿，肌力損失達五成之多，因此太空人很容易疲累，嚴重影響體能。這對人類希望有一天能在太空長途旅行，是一個非常大的挑戰。

一旦缺乏運動，腿力會流失得很快。很多人因病臥床，短短的 3 個月就可以使下肢肌肉出現嚴重萎縮。我們常稱呼老人的髖部骨折為「老人殺手」，骨折後一年內的死亡率高達 14 ～ 36%，且第二年的死亡率也有 13%，前三年的總死亡率仍為 50%。要知道，造成老人死亡的原因，並非骨折本身，而是來自於長期臥床及體力的衰退，導致肺炎、泌尿道感染、褥瘡等併發症。

事實上，一般人下肢的力量，幾乎可以同步反映出整體的健康狀況。因此，我常在演講中請聽眾將腿伸直用力，摸摸自己大腿的四頭肌，看看肌肉是否堅實有力。

跌倒易導致失能，越怕跌倒越會跌倒

人體平衡系統是透過一連串機制，使我們的身體不但能維持平衡，避免危險，甚至完成複雜困難的動作。

對健康的年輕人來說，平衡是一種自然的反射動作，但隨著日益老齡化，我們的肌肉變得薄弱而僵硬、反射力降低、視力減退，加上某些健康問題，如內耳疾病、末梢神經病變、心率不整、糖尿病，還有酒精、藥物，都可能打亂平衡系統，因此老人家非常容易跌倒。根據統計，65 歲以上的長者每年有三分之一會跌倒。

有了跌倒經驗或感覺平衡力不佳時，人們往往就會開始減少平時的活動、自信心下降，而這樣的結果更導致維持平衡所需要的肌肉力下降，甚至在感覺將跌倒時採取了不適當的反應，結果就真的跌倒了。再次的跌倒，更會加深恐懼，於是又更容易跌到。如果不打破這樣的惡性循環，那麼人們最後將失去獨立生活的能力。

腿力好，是長壽的象徵

根據美國的研究機構長期觀察近 500 位老人的生活，發現走路快的老人較為長壽，整體生理機能也較好。類似的研究在日本也被提出，認為體力強、走路快的人，心臟血管系統較有力，呼吸肌力量較強，血液中的血脂肪較低，高血壓也較少。

簡單來說，良好的腿力是骨骼、肌肉、柔軟度、平衡力，以及心肺功能的綜合表現，因此強調步行健康的理論與書籍可說相當地多。不過在這兒我們要強調腿力的訓練有一定的方法。常有 20 來歲的年輕人告訴我他的運動是「散

「跌倒——害怕跌倒」惡性循環圖

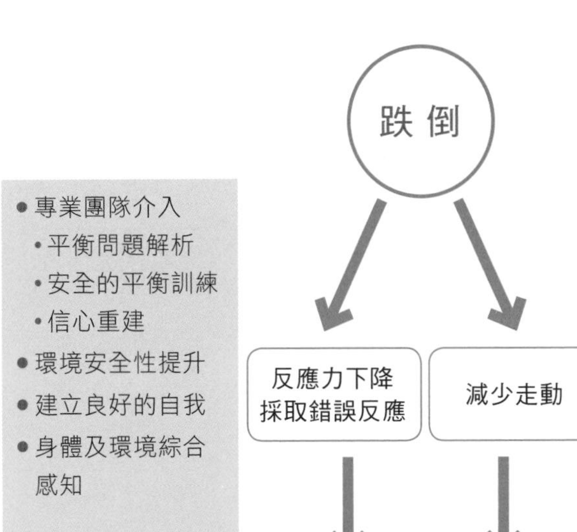

漫」的輕鬆散步，我直接回答那是他 80 歲時的運動，而不是 20 歲的運動。

腿力若不訓練，固然容易喪失，但如果經過適當的訓練，也是非常容易提升的。根據研究顯示，即使是 90 歲的老人，經過持續 3 週、每週 3 次的肌力訓練，肌肉力量都可以提升 2 倍以上。所以，把握自己的腿力，是追求健康過程中刻不容緩的大事。

08 不只核心肌肉強，更要核心結構有力

近年來核心肌群（Core muscles）的重要已逐漸受到大家的重視，知道腹部、背部、骨盆區及脊椎周圍的肌肉群必須強而有力，才能對身體的核心區域產生足夠的支持力與穩定度。幾乎只要是人體的整體性運動，第一個會使用到的就是核心肌群。

從基本的生理活動如咳嗽、打噴嚏、排尿排便、性行為，到日常生活與工作，甚至滑雪、衝浪等體育活動，都扮演著核心角色。

過去我們認為核心肌群包含了腹部、背部及骨盆區域的肌肉，主要有脊椎背側面的多裂肌、豎脊肌、腰方肌，脊椎腹側面的髂腰肌、腹橫肌、腹內斜肌及腹外斜肌等。

但根據哈佛大學醫學院的分類，骨盆區的臀大肌、臀中肌、臀小肌，以及位於背部較淺層的斜方肌與闊背肌，對核心穩定度也有相當程度的貢獻。

此外，哈佛醫學院更指出「核心結構」的重要性。因為，只有肌肉是無法獨自完成工作的，脊椎、骨盆、兩側髖關

節及其他位於核心區的結構，也具有同等的重要性。

因此，除了核心肌群外，我們還要特別強調「核心結構」的重要性。「核心結構」位居整個身體的中心位置，是上半身與下半身中間的連結，更是身體力量的傳遞樞紐。

「核心結構」的重要功能主要有以下幾點：

- 上半身與下半身的連結樞紐
- 力量傳遞的中心
- 力量方向轉移的核心
- 身體多方力量的整合中心
- 脊椎的支撐者、保護者
- 身體核心避震系統
- 身體核心平衡系統
- 內臟的支持保護者

核心結構縱面圖

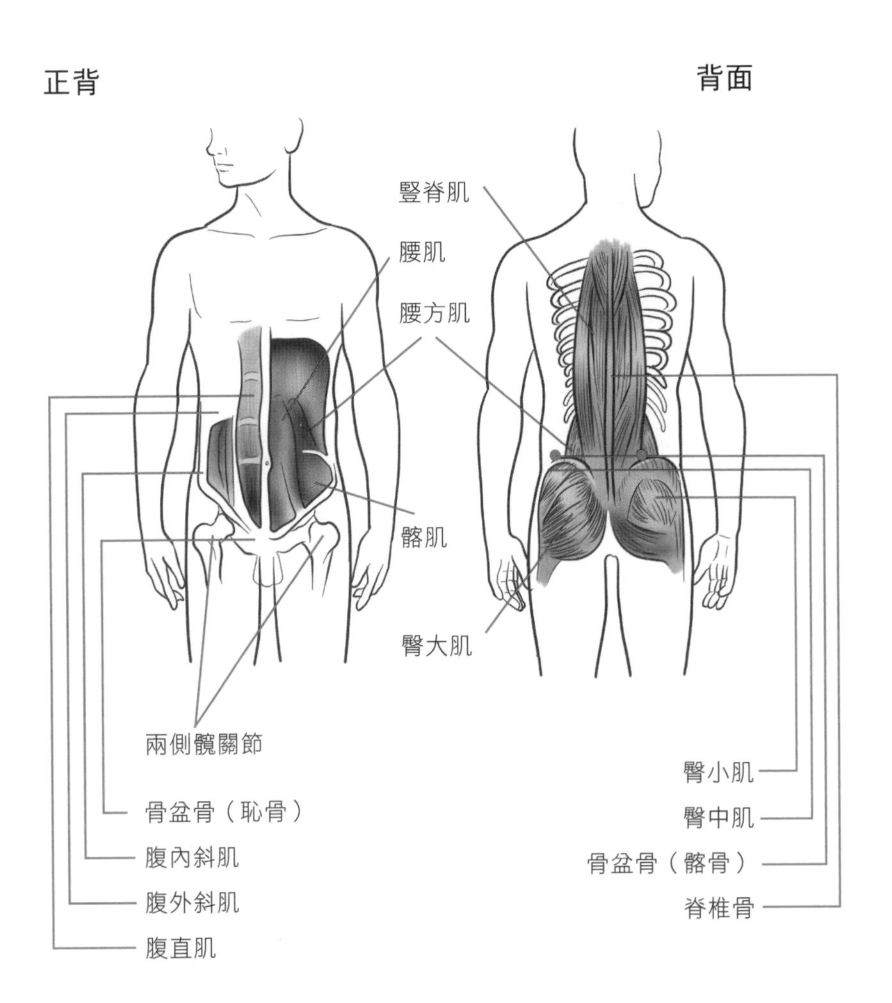
正背
背面
豎脊肌
腰肌
腰方肌
髂肌
臀大肌
兩側髖關節
骨盆骨（恥骨）
腹內斜肌
腹外斜肌
腹直肌
臀小肌
臀中肌
骨盆骨（髂骨）
脊椎骨

腰腹部核心肌群橫切面圖

維持脊椎的穩定度與支持的力量，大致位於人體橫膈膜與骨盆底之間。

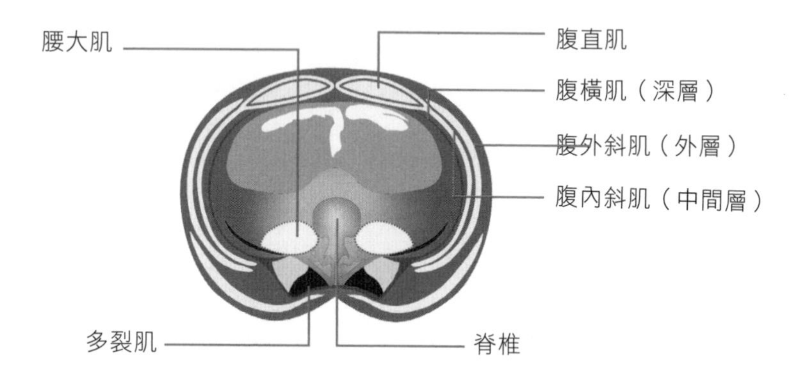

核心肌群分布範圍及任脈氣海穴、督脈命門穴所在位置

一般所謂丹田或下丹田，即位於肚臍以下的氣海穴附近。

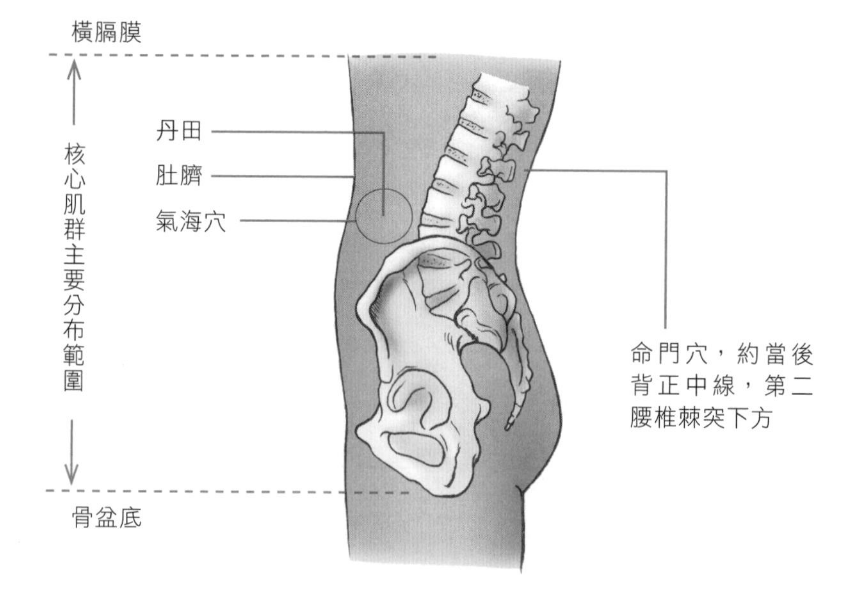

Chapter 2

喀擦！不小心滑一下，髖關節就骨折了！

髖關節位於大腿上方與骨盆相連，是人體最大關節，也是下肢與軀幹力量調和轉換的中心，屬於人體「核心結構」的一部分。

由於它的承載力大，加上現代人靜態活動多，很多問題往往被忽略而造成潛在危機，不得不慎。

01 突然的外力或反覆活動，造成髖關節扭傷或肌腱炎

突然從高處跳下、反覆地跳躍動作、超乎日常生活習慣的髖部伸展，都容易造成髖關節扭傷，而反覆性的過度活動，則容易引起髖關節肌腱發炎。比較麻煩的是，輕度扭傷會因為再次運動而加劇；輕度肌腱炎也可能因持續活動而惡化成為嚴重肌腱炎，使得治療變得複雜而困難。

好發族群

常跳有氧舞蹈者、瑜伽練習者、啦啦隊隊員、跑步者、喜愛登山健行的人，都是好發族群。

預防

- 循序漸進是避免類似傷害的第一要務。運動或工作中如果發現任何不適，應立即減少工作量或調整運動方式。
- 運動前暖身不可少，結束後的回復運動不可省。
- 平時多做下肢髖部之伸展強化運動，貯備運動資本。

正確治療

- 首先必須避免造成傷害的主因。若找不到，宜暫時限制運動量，使患處得到休息與保護。
- 急性扭傷或發炎具紅腫熱者，宜先冰敷兩日，待急性症狀緩解後改成熱敷（請參考第 144 頁）。
- 藥物治療：主要包括非類固醇消炎藥及肌肉鬆弛劑。
- 物理治療：熱療、超音波、電療、徒手治療。
- 治療過程中只要患者能勝任，應儘早加入肌力與伸展訓練，提高其關節及肌肉肌腱的耐受度，能有效縮短療程時間。

訓練強化

- 髖關節的柔軟度與強度，是維持身體核心穩定度不可或缺的一環。可藉由規律且循序漸進的伸展訓練與強化訓練達成。想要健康長壽的朋友，這個工夫千萬不可少。
- 伸腿伸踝（請見第 130 頁）是必要的基本訓練。
- 扭傷已充分恢復後，必須提升髖關節的活動範圍。蝴蝶展翅（請見第 132 頁）必須循序練習。假若髖關節實在太緊，請參考第 128 頁導覽圖有關的訓練步驟。
- 翹腳屈髖（請見第 134 頁）是更進一階的訓練。

髖關節及骨盆結構

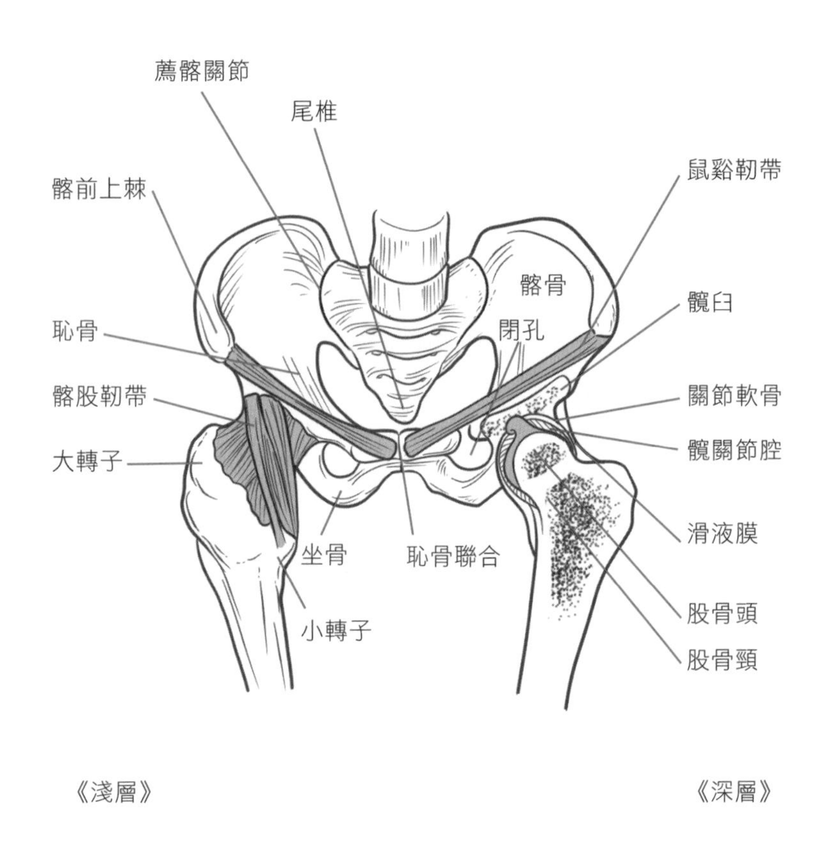

《淺層》　《深層》

02 單車族常見的滑液囊炎

滑液囊發炎多數是因為長期或短期運動過量或外傷所引起。不同於前述的扭傷或肌腱炎，滑液囊炎可察覺到髖關節囊本身腫起有積液，或臨近髖關節的一些獨立滑液囊腫大。

隨著過度使用、不當使用或外力傷害，會使滑液囊發炎，增加滑液分泌，造成關節囊或滑液囊的腫脹疼痛，影響關節正常活動。罕見情況下，滑液囊也會受到細菌感染，引起發燒、細菌性關節炎或敗血症。

其他的獨立滑液囊發炎，則往往與特定的運動模式有關，尤其是單車運動，會因臀髖部的反覆運動與磨擦，引發髂腰肌滑液囊炎、坐骨滑液囊炎、轉子滑液囊炎等等。

好發族群

髖關節囊除了因運動或扭傷引起發炎外，類風濕關節炎等自體免疫疾病、退化性關節炎，也是常見主因。

預防

- 循序漸進的運動量，加上充分的暖身伸展運動、合適的緩和運動，都是預防的首要工作。
- 單車族選擇適合自己體型與騎車環境的單車、良好的周邊裝備，是減少運動傷害不可忽略的步驟（有關單車族常見的問題，請參考第 32 頁）。

正確治療

- 避免再度刺激關節囊或滑液囊，宜休息。
- 使用適當的保護墊、彈性綳帶加壓固定，協助消腫及避免腫脹擴大。
- 藥物治療：以非類固醇消炎藥為主。
- 囊液抽吸，除可快速改善症狀外，將囊液送檢，也可排除細菌感染或痛風關節炎的可能。若有細菌感染，則應儘快給予合適的抗生素治療。
- 必要時可施予類固醇或局部消炎藥物注射，減少囊液分泌及持續性發炎。
- 反覆發作者，必要時可以內視鏡手術治療。

訓練強化

- 增加髖關節柔軟度，減少不必要的磨擦，其訓練方法與 01 髖關節扭傷相同。

髖部大腿常見滑液囊炎

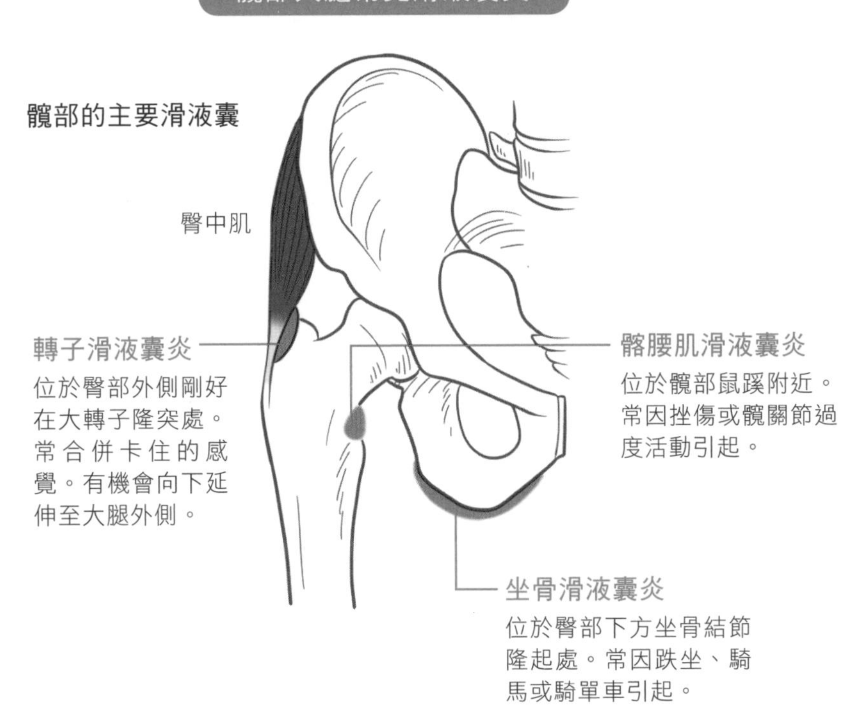

03 死亡率大於癌症的老人殺手：髖部骨折

一名 78 歲的老先生坐著輪椅被推進來，他前兩天因跌倒引起右髖部疼痛，剛開始還能站起來，沒想到過了兩天已完全無法移動。從 X 光片中，可以看出股骨頸骨折而且移位，須趕緊手術治療。家人疑惑的是，老先生只是在浴室滑了一下，輕輕坐倒而已，而且第一天尚且能站，怎麼就斷了呢？

髖關節骨折經常在不經意的情況下「突襲」老人家，由於骨質疏鬆與平衡力不佳，看似輕微的外傷，其實已超過骨骼能承受的範圍。這類的骨折有可能剛開始很輕微，但隨著活動增加會慢慢移位。老人家髖部骨折幾乎都要開刀，即使年紀甚大有較高麻醉風險時，不開刀的風險還是比開刀更大。而且手術後一年的死亡率約 14%至 36%，第二年死亡率約 13%，前三年總死亡率約 50%，超過一般癌症的死亡率，說它是「老人殺手」，一點也不為過。

對骨科醫師而言，髖部骨折是最基本的手術，算不上困難，其致命的原因在於：

❶ **跌倒後**，因臥床而導致呼吸道感染、泌尿道感染、褥瘡，加上患者本身的抵抗力減弱，併發肺炎及敗血症的機率增加。

❷ **受傷後**，身體活動量突然大量下降，身體機能會快速退化，攝食營養及消化道機能也下降，導致患者快速衰弱與衰竭。

好發族群

年長者，年紀越大風險越高。骨質疏鬆者、平衡力不佳者，合併其他關節炎者、洗腎患者。

預防

- 預防遠勝治療，「保密防跌」最重要，維持骨密度與骨品質、預防跌倒，都有賴於平時一點一滴儲存骨本，維持良好的肌力與平衡力。

正確治療

- 只要有移位或移位風險的髖部骨折，手術治療都是第一選擇。
- 術後的復健越早進行越好，使患者得以翻身、坐起、拍痰，並儘快得以下床行動。
- 注意營養與安全。

訓練強化

- 手術後重建下肢力量才能恢復既有功能，伸腿伸踝運動（請見第 130 頁）是首要功夫。訓練程度要看骨折部分修復狀況或人工關節術後狀況，請務必遵循您的主治醫師建議。
- 雖然髖部骨折致死率高，但如果能躲過這一關，重新鍛練好肌力與平衡力，並積極治療骨質疏鬆，反而是個重新建立健康基礎的機會。

常見髖部骨折的 2 個類型

股骨頸骨折

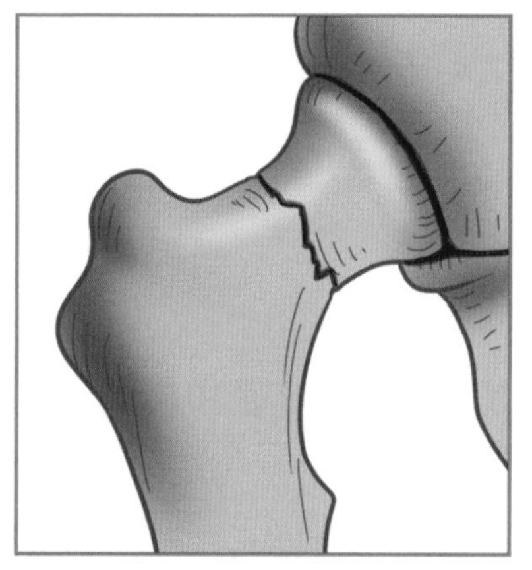

- 移位時以半人工關節置換為第一選擇
- 未移位時可考慮骨釘固定治療

股骨轉子間骨折

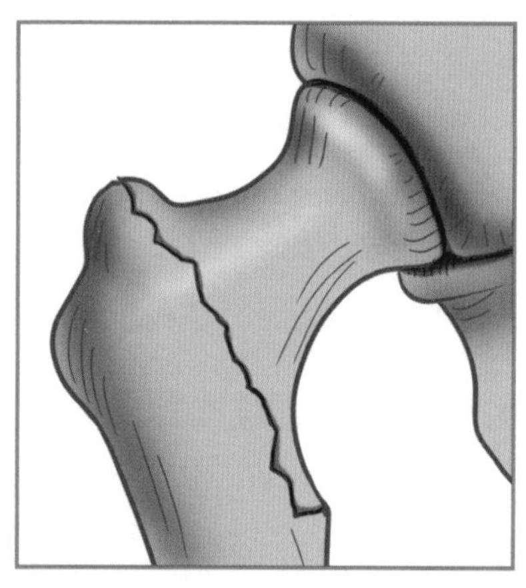

- 骨釘固定治療

04 年輕人也需要換人工關節：髖關節股骨頭缺血性壞死

年輕人怎麼會需要更換人工關節？是的，股骨頭缺血性壞死經常發生在年輕人身上；由於太年輕就進行人工關節置換，將來接受第二次、乃至第三次手術的機會，通常相當高。造成髖關節股骨頭壞死的原因有兩大類：

❶ **髖關節受到重大創傷**，例如車禍，造成近端股骨骨折（特別是股骨頸骨折），導致輸送營養的血管同時斷裂，即使經過手術，過些年後仍產生股骨頭的缺血性壞死。

❷ **飲用大量酒精或為了治病不得不長時間使用類固醇的人**（如自體免疫疾病的患者，像是類風濕性關節炎、紅斑性狼瘡、腎炎患者）。原則上酒精喝越多，使用類固醇劑量越久者，發生的機會也隨之增加。

症狀

早期髖關節會出現悶痛感，特別是長距離走路或負重後，但休息之後就會好，因此常讓人疏於防範。隨著病況進展，關節越來越僵硬，走路及蹲下漸不方便，疼痛加劇時甚至影響睡眠。疼痛也可能往大腿擴大，甚至影響到膝部或向上放射擴大到腰背部，讓人誤以為是膝關節或腰部問題，直到照了 X 光，才知道是股骨頭缺血性壞死。

預防

- 儘量避開上述的危險因子，過量的酒精有百害而無一利。至於免疫相關疾病，則相對顯得無奈。
- 若髖關節不適應儘早就醫。因股骨頭缺血性壞死，在早期仍有許多方法可改善或延緩人工關節置換時間。

正確治療

- 儘量減少引發因子。若是酗酒者務必戒酒，我們甚至會嚴肅告訴患者「要命就不要喝」！
- 藥物治療：用非類固醇消炎藥及肌肉鬆弛劑改善症狀。幫助血液循環的藥可能有幫助。
- 物理治療：特別是熱敷，可一定程度改善血液循環及緩解疼痛與僵硬，可在家裡每天自己做，切勿放棄。
- 短期使用拐杖或助行器，可減少股骨頭壓力。進行肌肉與髖關節活動訓練，以維持肌力、減少僵硬。
- 手術治療：包括股骨頭減壓手術、帶血管骨移植手術及人工股骨頭置換手術（半髖關節置換）。如果髖關節連髖臼那邊也壞掉了，只好接受全人工關節置換術。

- 手術後仍需維持適量的肌力訓練。
- 酒精攝取太多的人術後應戒酒，一方面保護可能尚未置換的另一側，另一方面不再傷害其他身體機能。

其他骨頭也可能會產生缺血性壞死

人體有些骨頭在先天的血液供應系統上不盡完善，造成部分地方容易造成缺血性壞死。原因多數來自於外傷後遺症或過度負重使用，但仍有不少患者是找不到確切原因的。
最常發生的部位是股骨頭，此外腕部的舟狀骨、月狀骨，以及踝部的距骨，也是較容易發生缺血性壞死的地方。

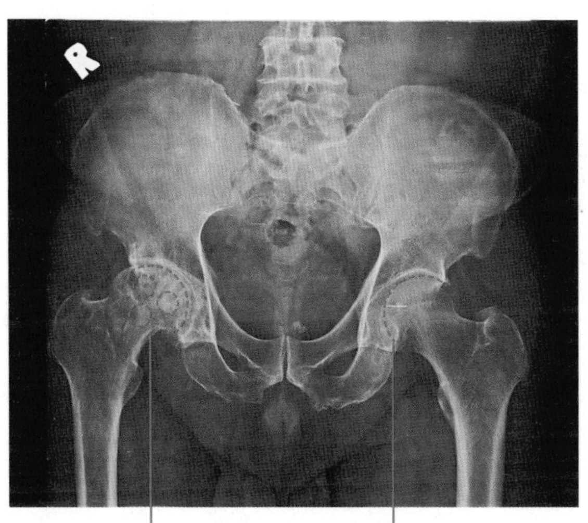

股骨頭缺血性壞死，頭部不平整且變形及溶骨狀蛀洞（osteolytic lesion）。

正常股骨頭，圓而平滑。

05 坐骨神經痛？可能是梨狀肌症候群！

講到坐骨神經痛，不少人第一個想法是「會不會長了骨刺？」由於坐骨神經是第 4、5 腰椎與第 1、2、3 薦椎神經匯聚而成，所以發生在脊椎的椎間盤突出、骨刺、脊椎滑脫、脊椎管狹窄等，都可能造成坐骨神經痛的症狀。

坐骨神經是人體最粗最長的神經，大約有小手指頭那麼寬，離開脊椎後由人體臀部沿大腿後側往下走，在膝關節後側分為總腓神經與脛神經。大凡在臀部以上、坐骨神經走過的地方受到壓迫，都可能發生坐骨神經痛的症狀，梨狀肌症候群（Piriformis syndrome）就是如此。

梨狀肌位於臀部呈角椎狀，起端在第 2、3、4 薦椎前，終止於股骨大轉子後側，收縮時，能使大腿做出外轉的動作，而坐骨神經就從梨狀肌穿越或底下通過。如果肌肉發炎、腫脹、緊繃或被拉傷時，就有機會磨擦、拉扯或壓迫到坐骨神經，產生沿著大腿往下傳導的麻木、灼熱或刺痛感。而且可以一路向下到小腿、腳底，呈現出典型坐骨神經痛症狀。

梨狀肌症候群常被誤認為椎間盤突出，如果貿然進行脊椎手術，往往不能改善症狀，可以說是浪費時間又多受罪的事。當然，椎間盤突出或骨刺，也可能與梨狀肌症候群同時發生。

原因

肌肉受外力衝擊所致，如跌坐在地、騎乘單車被坐墊撞擊、運動時突然的停轉導致大腿或骨盆扭傷、長時間久坐（特別是坐矮凳子）造成臀肌擠壓，都是形成梨狀肌症候群的原因。

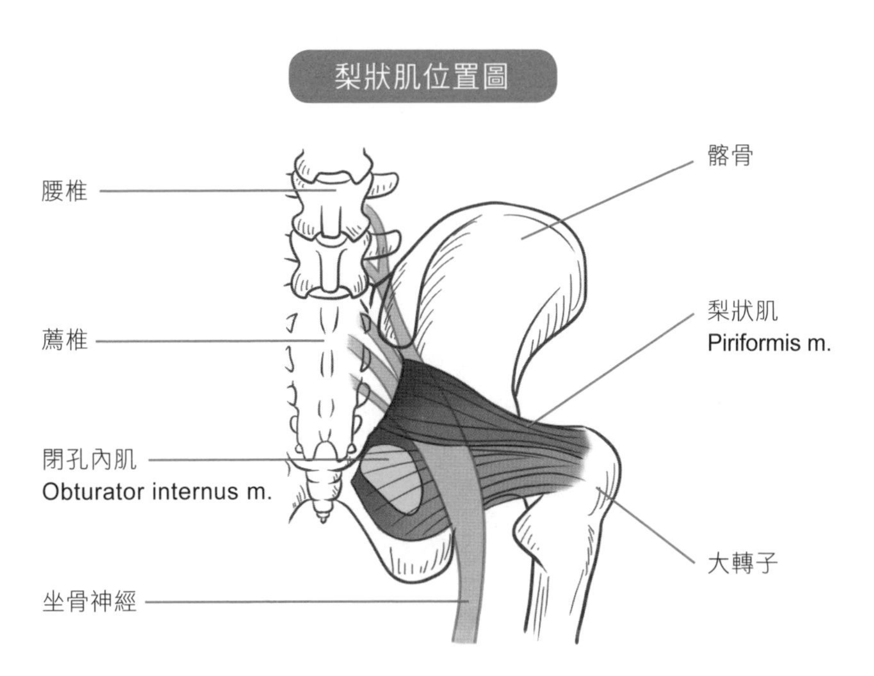

症狀

藉由一些症狀特徵，可以幫助我們區分哪些是梨狀肌受到壓迫刺激所導致的坐骨神經痛症狀：

- 臀部肌肉 痛或壓痛，壓痛並往下延伸到大腿後方。
- 蹲著、坐著、起立或提舉物品時，症狀會加重。
- 腰背疼痛，但腰椎活動正常。
- 解便、腹部用力或性行為時會疼痛。
- 透過肌電圖檢查，可區分腰椎神經根病變與梨狀肌症候群的不同。

好發族群

經常需要蹲著做事的人，如磁磚工人、機器維修師、種菜及蹲著洗衣服的人，都屬好發族群。由於女性坐的時間常比男性久，運動量較少，所以罹患的比例較男性來得高些。

預防

- 避免出現前述易引發的動作，如果不得不做也得適時休息。平時維持髖關節的靈活度，並經常做臀肌、背肌的伸展運動，請參考第 132 ～ 136 頁的蝴蝶展翅、翹腳屈髖、空中踩腳踏車。

正確治療

- 藥物治療：包括非類固醇消炎藥及肌肉鬆弛劑。
- 物理治療：熱療、電療、超音波，特別是深層肌肉按摩，對梨狀肌症候群具有獨特療效。
- 局部注射以放鬆梨狀肌、減輕其痙攣及發炎反應，同時減少坐骨神經的疼痛。
- 積極鍛練梨狀肌伸展運動，請參考第 132 頁起的蝴蝶展翅、翹腳屈髖。
- 必要時可進行梨狀肌鬆解手術。

訓練強化

- 髖關節的舒展至為重要，因蝴蝶展翅（請見第 132 頁）運動是首要訓練。但許多梨狀肌症候群的患者髖關節很難張開，此時請參考第 128 頁導覽圖有關髖關節伸展訓練的步驟。
- 當髖關節已可相當舒展後翹腳屈髖（請見第 134 頁）是梨狀肌症候群的特效運動。
- 充分改善後，連續弓步（請見第 138 頁）可以帶來更好的功能強化。

06 髖關節外側嗒嗒響的髖關節彈響症候群

一名喜愛登山的女嚮導，每走一步，髖關節外側就「嗒」一聲，並合併中度的疼痛，平時疼痛情形還算輕微，但山路走越多，症狀就越嚴重。檢查後發現，她髖關節大轉子上的髂脛束（Iliotibial band）相當肥厚且纖維化。

經施以局部非類固醇消炎藥注射及伸展鍛練後，症狀及發生頻率顯著改善，3 個月後已不再復發。

「彈響腿」的 3 個類型

有髖關節作響問題者，通稱為彈響腿症候群（Snapping hip syndrome），主要原因可分成三個類型：

❶ 外在型彈響腿（External type）

「髂脛束」為大腿外側闊筋膜張肌（Tensor fascia lata）上的強韌結締組織帶，正常情況下，走路或爬樓梯、爬山時髂脛束會隨著髖關節的彎曲與伸直，來回通過股骨外側突出的大轉子，因其間有滑液囊作潤滑，所以不會發出聲響與疼痛。但如果因過度使用或發炎，導致髂脛束增生變厚及失去彈性，就會讓其下的滑液囊也增生變厚，當髂脛束磨過大轉子時，就會產生聲響及疼痛。

❷ 內在型彈響腿（Internal type）

位於髖關節前方的髂腰肌肌腱（Iliopsoas muscle）與髖關節囊磨擦，及位於其間的髂腰滑液囊增生變厚，所產生的聲音（請參考第 53 頁，髖部大腿常見滑液囊炎的圖）。

❸ 關節內型彈響腿（Intra-articular type）

源自於髖關節內的病變，如關節內的滑液膜皺摺、關節內游離的組織或碎塊、或不明原因的髖關節半脫臼所引起。

正確治療

- 暫時減少造成發炎及引發聲響的活動。
- 藥物治療：非類固醇消炎藥、肌肉鬆弛劑。
- 物理治療：熱療、電療、肌肉按摩、徒手操作。
- 必要時給髂脛束下、大轉子滑液囊，或髂腰肌滑液囊施予局部注射。
- 極少數情況下，需要手術鬆解臨近大轉子的髂脛束，使其不再顯著磨擦。

訓練強化

- 彈響腿的原因往往是髖部與大腿肌肉肌動膜共同的問題，因此在訓練強化上必須由髖部的伸展與大腿肌肉的強化來完成。

髖關節作響與疼痛的區域

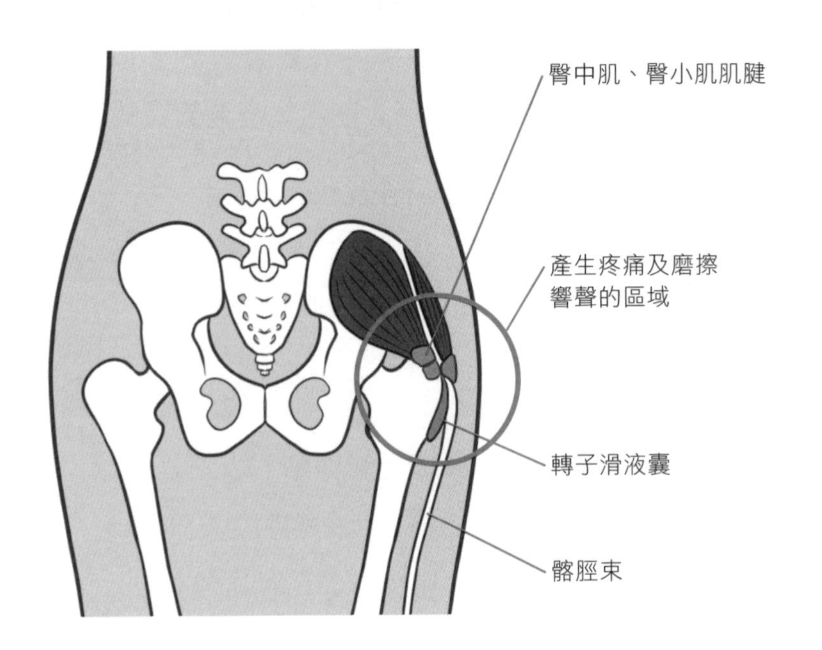

- 首先要先做伸腿伸踝運動（請見第 130 頁），而後藉由蝴蝶展翅（請見第 132 頁）使髖關節充分外展；再做翹腳屈髖（請見第 134 頁）動作伸展梨狀肌及脛束。
- 等上述都練習得不錯後，再做踮腳木馬運動（請見第 140 頁）達到放鬆協調。
- 最後可以用連續弓步（請見第 142 頁）來提升下肢的力量與柔軟度。

07 大腿外側持續痠痛的髂脛束發炎

除了上述的情況外，還有許多運動都會造成髂脛束緊繃、發炎、纖維化，特別是像跑步、騎腳踏車、爬山等；但更多人是因為太少運動，長時間久坐，使得闊筋膜張肌及髂脛束變得緊縮但無力，具體的表現是大腿外側持續痠痛。

髂脛束是大腿外側「闊筋膜張肌」上強化的筋膜束，其主要疼痛點常出現在大腿的下三分之一左右位置，與傳統醫學中膽經上的「風市穴」相穩合（參見本書 27 頁）。

此穴的位置在你立正站好，兩手貼著大腿外側時，中指尖所在的位置。此處若有顯著壓痛感，代表大腿外側的肌肉已經過度疲勞緊張了。身體對此處的疼痛似乎特別會忽略，但卻是跑者最不容易突破的關卡之一。門診上看過不少熱愛慢跑、長跑的朋友，就因髂脛束持續發炎而不得不暫停最愛。

症狀

大腿外側中線顯著痠痛並有壓痛感，造成跑步等運動時，大腿及膝部易疲勞，影響運動成績表現。

預防

- 進行跑步、登山、騎單車等下肢負荷多的運動前，要做好充足的伸展與暖身運動。

正確治療

- 髂脛束治療首重運動前充分的暖身運動後適當的回復運動。患者可自行早晚熱敷（請見第 144 頁）。
- 除了藥物外，物理治療在此處可充分發揮效果。
- 持續症狀及顯著痛點是施予局部注射的主要適應症，不只可改善症狀，還能提高運動表現。
- 絕大多數保守治療就可獲得不錯的成果。
- 滾筒按摩對於慢性的髂脛束緊繃有一定效果。

訓練強化

- 首先要把伸腿伸踝（請見第 130 頁）做好，使大腿前後側肌肉得以伸展強化。
- 其次以蝴蝶展翅（請見第 132 頁）運動舒展髖關節。
- 當筋比較鬆了以後，連續弓步（請見第 138 頁）是進一步伸展及強化不可或缺的訓練。

骼脛束位置圖

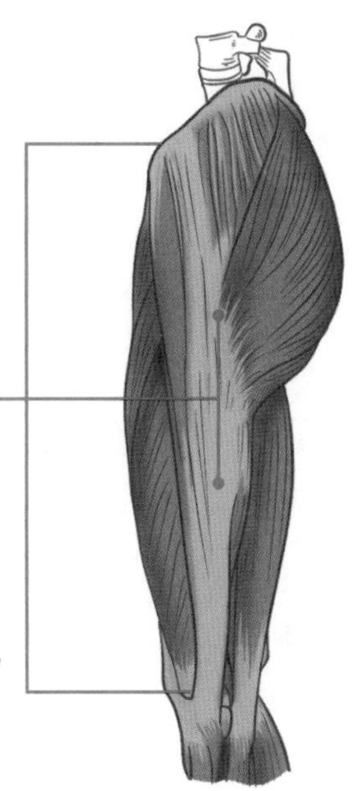

Chapter 3

膝關節喀拉喀拉作響？別以為只是小毛病！

膝關節是人體最複雜的關節，除了一般關節結構外，有獨特的前、後十字韌帶，內、外半月軟骨，以及覆蓋在膝蓋前的髕骨等構造。

它是下肢的樞紐，控制並協調下肢的加速、煞車、急轉彎，並成為人體跳躍的支點，是人體不可缺少的重要部位，但也因為它的功能多，因而比其他關節更容易受傷及退化，更需要我們的關注及呵護。

下肢經絡穴位與肌肉組織圖

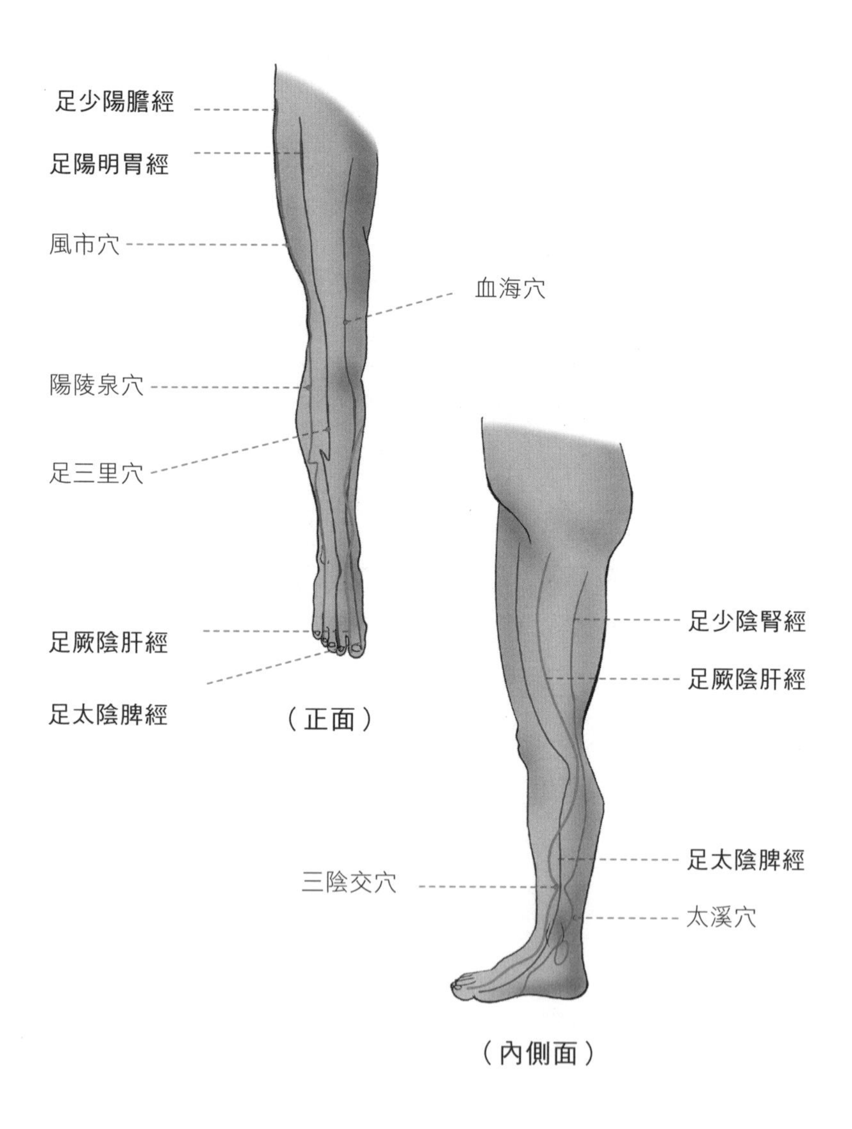

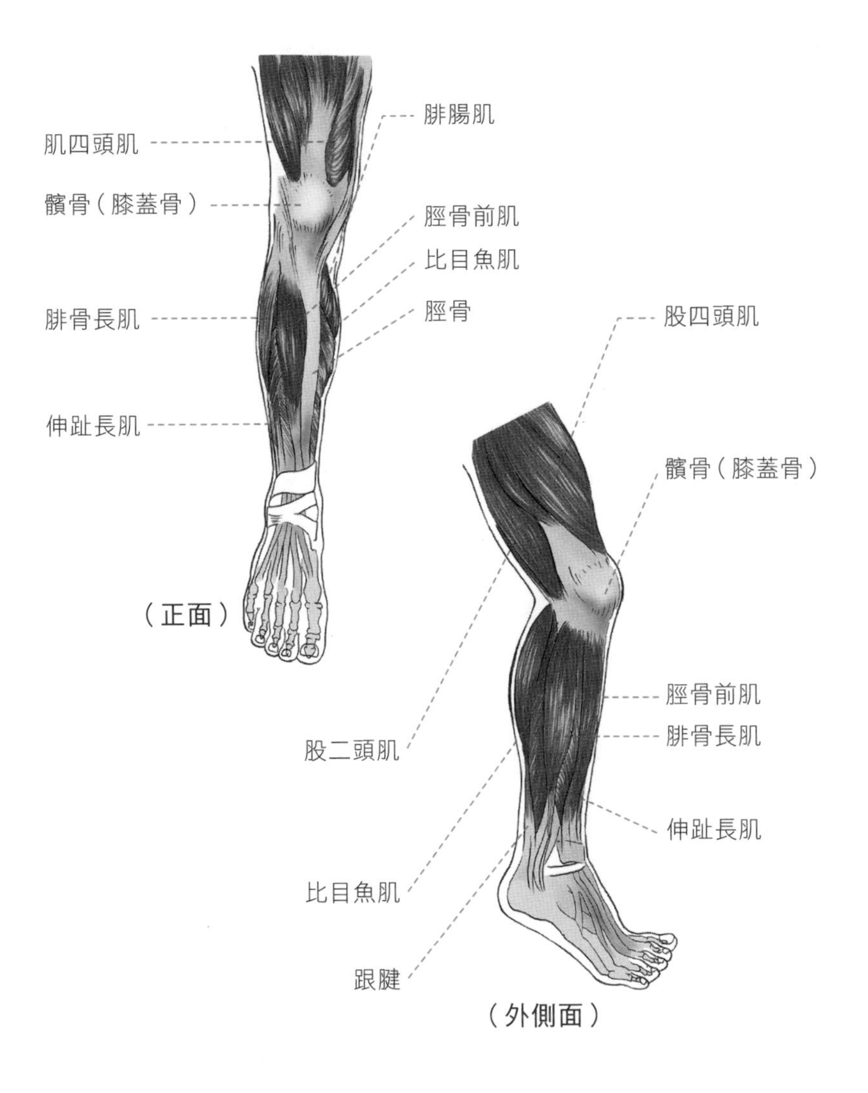

肌四頭肌
腓腸肌
髕骨（膝蓋骨）
脛骨前肌
比目魚肌
腓骨長肌
脛骨
伸趾長肌
（正面）
股四頭肌
髕骨（膝蓋骨）
脛骨前肌
腓骨長肌
股二頭肌
伸趾長肌
比目魚肌
跟腱
（外側面）

01 久坐一站就痛的髕骨軟骨炎

門診裡，一位年輕的資訊工程師告訴我，他在坐著工作一段時間後，只要一站起來，膝蓋就會相當疼痛；但走一走後，疼痛情形又會慢慢緩減。麻煩的是，可以坐的時間越來越短，疼痛卻越來越厲害，膝蓋彎曲時，還會發出喀喀的聲音。雖然吃藥後能改善症狀，卻無法徹底解決問題。

檢查後發現，這名患者膝關節已有些腫脹，手掌壓在他的膝蓋骨上磨擦時，會感覺明顯的沙沙聲及疼痛。觸壓髕骨的內側面則會更加疼痛；同時膝關節內側的肌腱也有壓痛感。這就是典型的「髕骨軟骨炎」。

為了改善症狀，除了建議他使用左右有支撐而髕骨處有空洞的護膝一段時間外，同時配合藥物及熱敷，並勤練大腿四頭肌運動。他的疼痛，很快就消除了，但是喀喀的聲音只有減少卻未完全消失。我建議他，只要他還是做著「久坐的工作」，大腿伸展訓練的運動就不能停。

症狀

初期，常在長時間久坐或盤腿而坐後，會出現偶發性疼痛，但是動動就好些。隨著病情進展，疼痛與頻率會加重，上下樓梯、半蹲或蹲下時也會痛，甚至連坐著伸彎膝蓋也會痛，並且會發出「沙沙」或「喀喀」的聲音。嚴重時，關節會出現腫脹、積水，甚至紅腫。

好發族群

膝關節長時間呈彎曲狀態工作者，經常爬山、爬樓梯、路跑（尤其是中長距離跑者）、激烈有氧運動、蹲著做園藝工作者。

預防

- 平時避免讓膝關節太長時間彎著或蹲著，一定要定時休息，並做膝部伸展運動。
- 鍛練大腿四頭肌的力量，有助於髕骨穩定地在股骨上滑動。而準確穩定的滑動，是避免軟骨發炎最重要的因素。

正確治療

- 避免增加軟骨發炎的因素，包括久坐久蹲、爬山、爬樓梯、跳躍、跑步等。
- 藥物治療：非類固醇消炎藥（NSAID）、肌肉鬆弛劑為主，必要時可給予止痛藥物。
- 急性期冰敷，緩和期熱敷。物理治療包括熱療、電療、干擾波、超音波都有效果。
- 選擇合適的護膝，以穩定髕骨、支持內外側膝韌帶、降低軟骨磨擦。

- 必要時抽取關節積液，同時施予關節內消炎藥注射。玻尿酸注射，效果更好。
- 認真進行四頭肌強化及後關節囊伸展運動。
- 非常少數情況下，必須手術治療。

訓練強化

- 膝關節除了傳遞下肢運動的力量外，更是負責控制加速、煞車、急轉彎、彈跳、減壓的核心樞軸。因此，在訓練

久坐、盤腿、膝關節過度運動，都會造成發炎

膝蓋骨又名「髕骨」，上接四頭肌，下接髕骨韌帶，具有避震及減輕膝關節壓力的作用。任何膝關節的運動都會造成髕骨內側軟骨與股骨磨擦，換句話說，髕骨每天都在股骨的凹槽上不斷滑動。特別是上下樓梯時，承受高達體重 3 ～ 5 倍的壓力。

過多的膝關節運動，如爬山、騎單車、負重蹲踞等動作，固然會增加髕骨的壓力而導致發炎；但如果長時間彎著膝，例如久坐的工作者或長時間盤腿坐著，即使沒有跑跑跳跳，髕骨內側面的軟骨也會產生「髕骨軟骨

上必須兼重肌力、柔軟度與彈性、平衡力，以及爆發力的訓練。

- 伸腿伸踝（請見第 130 頁）是基本功，穩定後建議加上負重訓練。
- 穩定後，空中踩腳踏車（請見第 136 頁）與連續弓步（請見第 138 頁）是循序漸進強化膝關節周圍組織的方法。但注意連續弓步膝蓋不要超過腳尖，以免髕骨股骨關節的功力過大。

炎」，嚴重時，在關節鏡下可發現軟骨軟化現象，所以有時也稱之為「軟骨軟化症」，這表示，長時間膝關節保持在彎曲位置，就是一個無形的壓力來源。

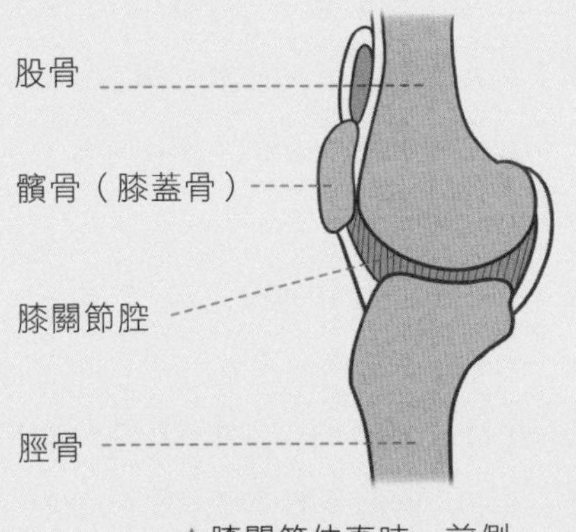

▲膝關節伸直時，前側之關節囊較鬆馳，骨頭間壓力較小。

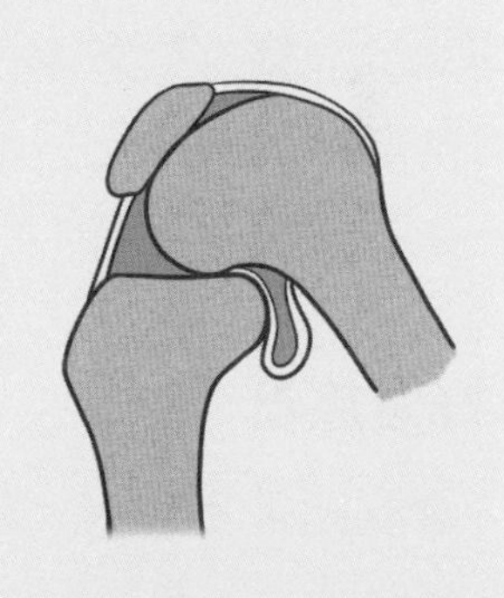

▲膝關節彎曲時，骨頭之間的壓力隨著彎曲角度增加而增加。尤其是臏骨與股骨間壓力最大。

02 人人都可能發生的膝關節扭傷

由於膝關節結構複雜、功能重要，周圍韌帶、肌肉、肌腱、關節囊很容易因為過度疲勞或猛烈拉扯而受傷，一般通稱為「膝關節扭傷」。

輕度的扭傷會造成上述軟組織的過度伸展，雖有傷害卻還不致斷裂，疼痛微腫是主要症狀；中度扭傷則會造成組織分離裂傷，常合併較顯著的腫痛與血腫瘀青，也無法有效支撐；嚴重扭傷則會造成組織鬆弛甚至斷裂，不但嚴重瘀血腫痛，也破壞了膝關節的穩定度與功能，常常完全無法支撐體重與走路。

不同的運動模式、不同的傷害機轉，會造成膝關節不同類型的傷害，其中「膝內側副韌帶損傷」，最為常見。但膝關節周圍的軟組織，包括韌帶、肌腱、關節囊等，在不同的情境下都有不同受傷的機會。

好發族群

膝關節常受到強大外部壓力及扭轉者，如滑雪、溜冰或直排輪選手、籃球員、足球員，車禍（特別是機車或單車）受傷、腳向外滑出跌倒時。

正確治療

- 急性期冰敷要徹底執行，切忌按摩推拿，會惡化病情。
- 判斷受傷程度。輕度扭傷不影響穩定度時，以彈性繃帶固定，待消腫後，以左右有支撐條的護膝保護 6 ～ 8 週。
- 中度以上扭傷，並影響穩定度者，宜併用副木保護，使韌帶修復時不致鬆弛無力，並避免負重，必要時使用枴杖，避免傷處受力。
- 若嚴重到韌帶完全斷裂則須手術縫合。此情況多數合併十字韌帶、半月軟骨及其他組織傷害，必須積極處理，否則很容易影響未來的功能。
- 慢性患者局部消炎藥注射。增生療法治療，乃至高濃度血小板血漿治療（PRP）則是另一種治療的選項。

高濃度血小板血漿

PRP，乃是將自體抽出的血液經一定步驟離心純化後，或者再加入幫助生長因子釋出的物質，抽取高濃度血小板血漿後，重新注射回人體適當的部位；或經凝結成塊後，於手術中置於組織接合處，促進身體組織的再生與修復。

目前應用的範圍，除了骨科治療外，也運用在糖尿病足、褥瘡等慢性傷口的照護，及眼科的角膜潰瘍與乾眼症，而且使用的範圍尚在擴大延伸中。然而任何一種療法都有其適應症及功能上的限制，不宜誇大渲染，甚至期望過大或不當使用。

如何找到適合自己的護膝？

市面上的膝關節護具非常多，有些透過特有設計具有支持保護功能；但有些產品只是由人造纖維或保暖材質做的簡單護套，只有保暖防風的功能，支持力較薄弱，

材質	**兩側有鐵條或彈簧加強， 可增加內、外側副韌帶的支持，具左右穩定效果**	
外型	膝前有開洞，增加髕骨穩定度，減輕髕骨壓力	膝前無開洞，但左右支撐良好
適用對象	**適用對象** ● 內外側副韌帶扭傷發炎合併髕骨軟骨炎 ● 膝肌腱炎、鵝掌肌腱炎者 ● 退化性關節炎者	**適用對象** ● 單純、中度以下之膝側副韌帶受傷者 ● 膝肌腱炎、鵝掌肌腱炎者 ● 髕骨軟骨炎與退化性關節炎也可用

並無法減輕膝關節負擔。 選擇護具時，一定要認真考慮自己的需要，必要時諮詢專業人員，才能獲得良好效果。

	兩側無鐵條加強，材質一致者	**堅硬高密度塑化材料製造**
	柔軟無支持力，可能膝前有開洞或無開洞	多數可調節活動範圍角度，可循序調整伸展彎曲之活動範圍角度
	適用於保暖防寒，支持力較薄弱	**適用對象** • 嚴重之側副韌帶斷裂經手術縫合後之保護 • 前後十字韌帶受傷斷裂 • 前後十字韌帶重建手術後

訓練強化

臨床上可以見到不少內外側副韌帶受傷而留下後遺症的患者。有的是因為保護不完全以致韌帶變得鬆弛，造成關節不穩定並提早老化；有的則是肌力或本體感覺系統未完全恢復，導致肌肉萎縮或無力，容易再度受傷，也使關節退化提早到來。

膝關節內側的穩定主力——膝內側副韌帶

膝內側副韌帶位於膝關節內側，連結股骨（大腿骨）和脛骨，與外側副韌帶共同控制膝關節橫向安定，並且固定半月軟骨。

當膝關節緊急轉向時（如籃球運動員快速抄球、轉身跳投）時，會承受最大壓力，跌倒時也首當其衝，相當容易因意外而斷裂，並影響到關節的穩定性。 內側副韌帶慢性發炎也常與膝關節退化、股內收肌肌腱炎、鵝掌肌腱炎同時存在。

因此，對膝內側副韌帶受傷者來說，訓練強化的功課絕對不可以輕忽。

- 伸腿伸踝（請見第 130 頁）運動是必要的基本功。狀況改善後建議加上負重訓練。
- 進一步的強化訓練可包括空中踩腳踏車（請見第 136 頁）及連續弓步（請見第 138 頁）的訓練。

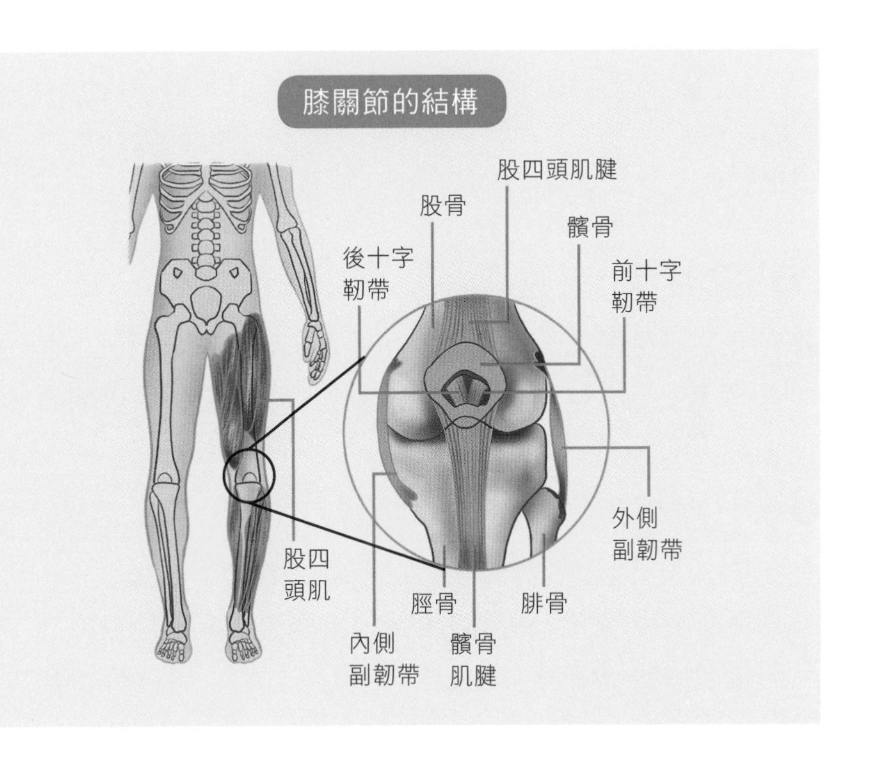

03 激烈外傷的後遺症 十字韌帶斷裂

十字韌帶是膝關節特有構造，分前、後兩條，互相交叉呈十字型，穩定膝關節裡股骨與脛骨的相對位置。

十字韌帶一旦斷裂，將導致關節不穩，很難從事激烈運動（特別是突然加速、停止或旋轉），不過多數日常生活中緩和的活動還是可以做。由於不穩定，膝關節的退化將提早到來，並且常合併半月軟骨及其他韌帶損傷。

發生與症狀

❶ **前十字韌帶斷裂**：常見於運動傷害，如籃球、滑板、直排輪、美式足球、滑雪。急性受傷時，常合併嚴重關節血腫疼痛。

❷ **後十字韌帶斷裂**：常見於由前向後直接撞擊脛骨近端的車禍。急性症狀較不明顯，反而容易被忽略。

兩種斷裂皆可能合併脛骨平台的撕裂性骨折。檢查項目包括詳細的理學檢查、X 光檢查、磁振攝影（可同時檢查半月軟骨等相關結構）、關節鏡檢查等。

正確治療

- 急性期以改善血腫發炎疼痛為目標，避免二次傷害。
- 藥物治療：非類固醇消炎藥（NSAID）、肌肉鬆弛劑、止痛劑、消腫藥物。
- 物理治療與伸展強化運動，可防止肌肉萎縮及關節僵硬，維持生理機能。
- 選用兩側有金屬條支持的適當護具（請見 80 頁）。
- 大部分前十字韌帶與多數後十字韌帶斷裂，可透過重建手術恢復大部分運動功能。但年長者、關節已有嚴重退化、肌肉機能不良或原本已有其他骨骼神經系統疾病（如脊椎或神經損傷者）者，則優先採用保守性治療。

訓練強化

十字韌帶斷裂者會有一段時間不敢充分運動或受力，常造成某種程度的肌肉萎縮。不論是否手術治療，都應著重肌力、平衡力，本體感覺的強化與提升，這有賴積極的物理治療與自我強化訓練。

- 股四頭肌的訓練是首要，也是必須持續的功課。讀者請參考本書第 130 頁伸腿伸踝運動，這是第一個功課。單純的伸腿伸踝已經做得不錯後，可逐漸加強負重，使四頭肌更加強健。

- 此後，空中踩腳踏車（請見第 136 頁）運動是進階選項，而連續弓步（請見第 138 頁）可以使下肢的整體力量再獲得提升。但特別提醒是，十字韌帶損傷或重建手術後的訓練，都必須與您的醫師討論強度及適切性。

前後十字韌帶成就膝關節的獨特功能

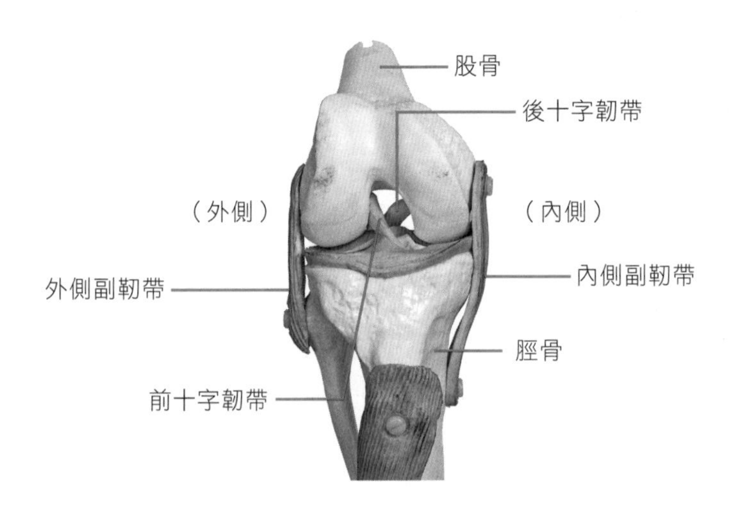

04 走路時，突然膝關節卡住或軟腳的半月軟骨破裂

半月軟骨分內外兩片，呈半月形，墊在股骨與脛骨間，是膝關節專有而且巧妙的構造，有效的發揮穩定、吸震、緩衝的作用。但它沒有良好的血液循環機能，一旦受傷，便難以自我修復。

不平或破損的半月軟骨，在行走或運動時有可能突然卡住關節，或造成突然無法施力的「軟腳」現象。一般來說，只要活動活動關節後，就能恢復行動力。急性外傷呈現腫脹瘀血現象，慢性磨損或急性期後，則可能卡卡有聲或有慢性疼痛等退化徵兆。

好發族群

半月軟骨受損有三大類型：

❶ **從事激烈運動者**，膝部受到瞬間爆發性的不正常壓力，如籃球選手的跳躍、擲鉛球鐵餅的旋轉、美式足球的激烈跑跳等。

❷ **發生意外事故**，包括車禍、高處跳落、滑雪、單車、直排輪造成的膝部傷害，並且與內側副韌帶或前後十字韌帶撕裂合併發生。

半月軟骨是膝關節中的神奇墊子

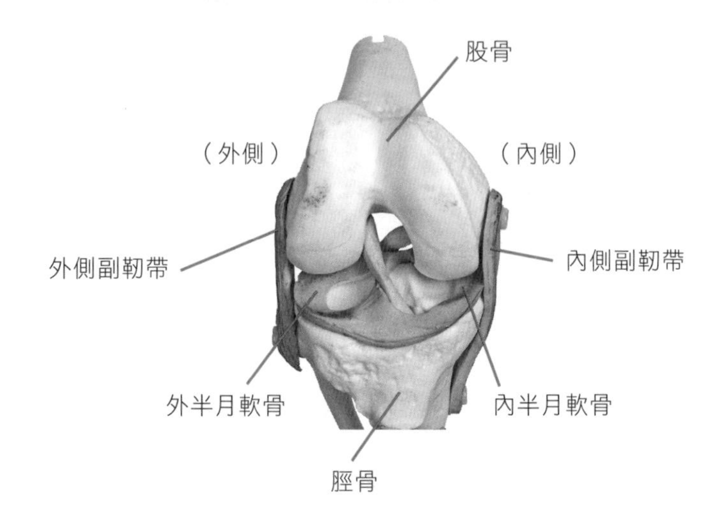

❸ **慢性疲勞損傷**，如馬拉松選手、登山愛好者及部分退化性膝關節炎患者，這類的損傷多是經年累月慢慢產生的。

診斷

詳細的理學檢查、超音波、磁振攝影、關節鏡檢查等。

正確治療

- 急性傷害應先冰敷（冰敷方式請見第 5 章）。

- 藥物治療：以非類固醇消炎藥（NSAID）、肌肉鬆弛劑、止痛藥、消腫藥為主。
- 嚴重關節血腫或水腫時，可用關節抽吸加上關節內藥物注射。
- 物理治療：包括冷熱療、電療、干擾波、超音波等，維護及加強膝關節機能。
- 輕微破裂磨損時可採用保守性治療，只要症狀不嚴重，可能自行改善（例如軟骨磨得比較平滑而不妨礙運動）。
- 嚴重破損或有顯著碎塊時，則宜接受關節鏡手術治療。

訓練強化

由於半月軟骨再生能力不良，受損後可能加速膝關節退化，所以藉由訓練方式維持肌力、關節靈活度、減少其他軟骨磨損、增加關節穩定度，都是必要的課程。

- 伸腿伸踝（請見第 130 頁）運動是必要的基本功。狀況改善後建議加上負重訓練。
- 不少半月軟骨受損的患者合併有髖關節僵硬或活動度受限，此時蝴蝶展翅（請見第 132 頁）運動可協助舒展髖關節，間接緩和膝關節受到的壓力。

05 膝前腫了一個大包的滑液囊發炎

家庭主婦過年大掃除後發現膝蓋前微微腫痛，沒想到三天後，竟腫脹成一大包腫塊，腫塊軟軟的，雖然不痛，但裡面似乎有水。

經某院所診斷為髕骨前滑液囊炎且接受兩次滑液抽取，但兩三天後，水瘤又再出現。原來，她抽水後並沒有特別保護，所以隨著膝部的活動，滑液很快又重新出現。

我幫她將積液抽出後，用打散的紗布均衡加壓，再用彈性繃帶在外層纏繞，藉以阻止滑液再生，並再三強調均勻加壓的必要性。除了建議她規律服用消炎藥以降低滑液膜的發炎及分泌外，並請她減少膝關節活動。

一週後，她的滑液囊又腫了一點點，於是進行第二次抽液加壓。等到第三週時，已不再有新的積液。最後，我建議她改用具兩側支持力的護具兩週，該問題便不再復發了。

好發族群

膝關節周圍具有多個滑液囊，各有不同作用，倘若發炎，也都來自不同的機轉，但主要可歸納為兩大類：

❶ 直接的撞擊或壓力，例如跌倒挫傷所致，或是跪著擦地板或跪在地上做事。因此「髕骨前滑液囊炎」又被稱作「女傭膝」，原因就在這裡。

❷ 來自反覆運動所造成的磨擦，引發滑液囊發炎積水，例如慢跑者或反覆上下樓梯者，容易引起膝內側的「鵝掌肌滑液囊炎」。

正確治療

- 排除造成發炎的外在因子，如蹲跪及過度活動等。切忌推拿按摩，以免病情惡化或導致細菌感染。
- 以彈性繃帶或合適的護具直接加壓固定，同時減少磨擦及減緩滑液的生成。
- 藥物治療：以非類固醇消炎藥（NSAID）、肌肉鬆弛劑、止痛藥為主。
- 必要時抽吸囊液，可加上局部消炎藥物注射。囊液可送檢驗，以排除合併細菌感染的機會，或少數合併痛風發作。
- 極少數反覆發作或難以控制的感染情況時，才需要手術切除治療。

膝關節周圍滑液囊多，是最巧妙的潤滑機制

滑液囊位居關節囊與肌腱、皮膚之間，可減少它們彼此之間的磨擦力，以利關節反覆活動，「髕骨前滑液囊」即是一例。

類似的結構還包括「髕骨上滑液囊」、「淺層髕骨下滑液囊」、「深層髕骨下滑液囊」、「鵝掌肌滑液囊」，它們為功能複雜的膝關節提供相當足夠的防護，這是其他關節所沒有的。

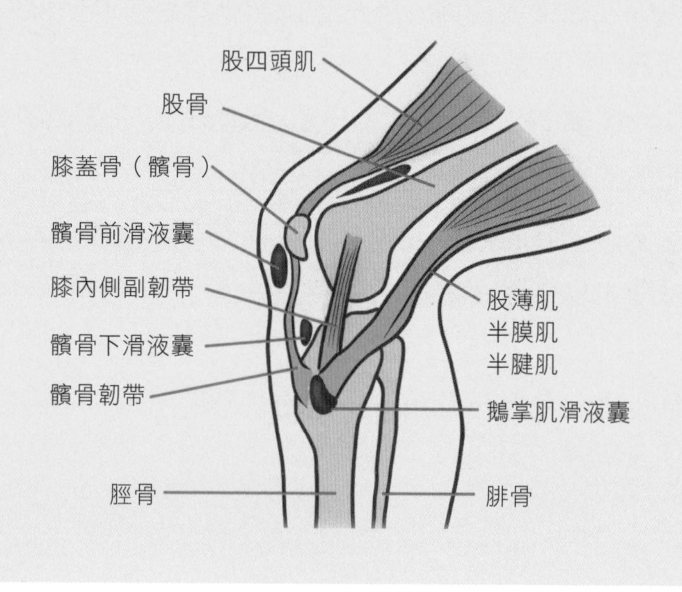

06 俗稱「跑者膝」的髂脛束磨擦症候群

路跑已成為台灣運動盛事，因此路跑引發的運動傷害也就增加起來，尤其是那些積極投入半馬、全馬、甚至超馬的長距離跑者，若未能妥善處理受傷的地方，可能就此折煞了他們的運動熱情。

跑者膝（Runner's knee），也就是為人所知的髂脛束磨擦症候群（Iliotibial band friction syndrome），是造成膝關節外側疼痛最常見的原因之一。

好發族群

在跑步的人口中，有膝內翻（Genu varum，呈現 O 型腿）、扁平足者，或穿著不當或磨損的跑鞋，以及跑山路（特別是下坡路段）者，較容易罹患此症。長距離騎乘單車、訓練中的軍人，也是好發族群。

預防

- 對跑步及單車愛好者而言，預防遠勝於治療。因為一旦症狀發生，勢必影響到練習計畫，容易令人感到困惑與沮喪，甚至得放棄自己的最愛。

跑者膝形成的原因

髂脛束是大腿外側「闊筋膜張肌」（Temsor fascia lata）上強化的筋膜束，其末端延伸並附著於脛骨上端外側，其深層與遠端股骨（大腿骨）之間有「髂脛束滑液囊」潤滑，以減少與股骨外上髁間的磨擦。

跑步時這樣的磨擦不斷在發生，如果超過身體負擔將造成發炎而引起腫痛；慢性發炎則可能導致鈣化，讓症狀更加惡化且更不容易解決。

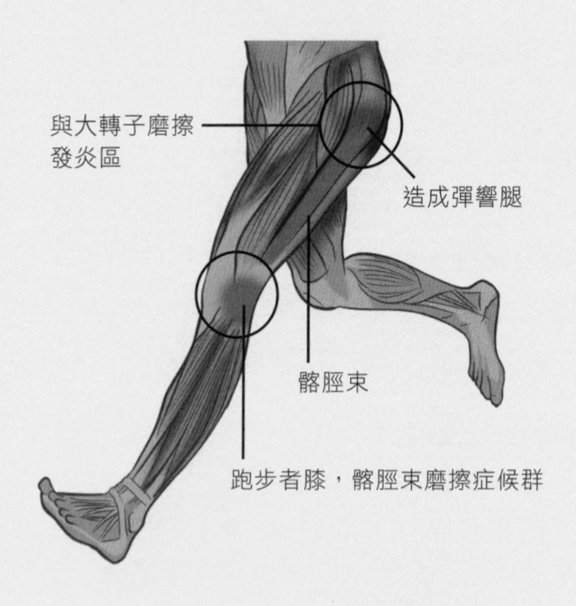

- 運動前充分伸展與暖身、循序漸進量力而為的訓練計畫、適當的練習場地（如具吸震力的跑道）及裝備（如一雙好的跑鞋，必要時，加選具有良好支持力且合乎自已腳型的鞋墊），必要時佩戴合宜的護膝，都能有效降低運動傷害的機會。

正確治療

- 修改或暫停原有的跑步、單車或其他體操訓練計畫。
- 適當的護具，選擇兩側有支撐條的護膝。
- 藥物治療，如非類固醇消炎藥及肌肉鬆弛劑。
- 必要時施予局部注射，如類固醇或非類固醇針劑、增生療法針劑等。
- 極少數合併滑液囊炎並有顯著積液者，可加以抽吸。

修訓練強化

- 伸腿伸踝（請見第 130 頁）運動是必要的基本功。
- 不少跑著膝患者合併有髖關節緊繃、僵硬或活動度受限，而導致髂脛束承受過大壓力。此時練習蝴蝶展翅（請見第 132 頁）可舒展髖關節，間接減少髂脛束發炎及跑者膝。
- 連續弓步（請見第 138 頁）是進階強化運動，也是大跨步運動的分解動作。

膝關節軟組織發炎的常見疾病

跳躍者膝

- 膝蓋骨上下的疼痛
- 估計跳躍型運動員 20% 有此症
- 發生在膝蓋骨上方為「股四頭肌肌腱炎」，膝蓋骨下方為「髕骨肌腱炎」
- 常因在堅硬地面上跑跳或激烈的比賽訓練所致

內側副韌帶症候群

- 內側副韌帶發炎，可因為外傷或反覆受力所引起的韌帶炎

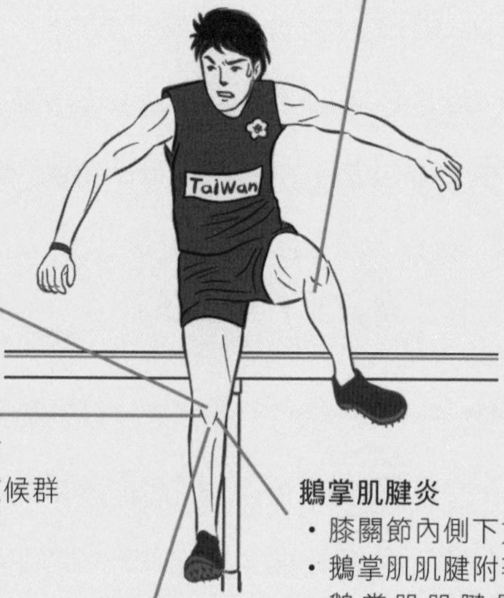

跑者膝

- 膝關節外側痛
- 髂脛束磨擦症候群

鵝掌肌腱炎

- 膝關節內側下方
- 鵝掌肌肌腱附著處發炎
- 鵝掌肌肌腱是由「縫匠肌」、「股薄肌」，及「半腱肌」在脛骨內側形成的共同肌腱
- 跑步、跳躍、有氧、單車等，幾乎下肢運動皆有機會引起此處發炎

管家膝

- 指膝關節因退化或過度使用所引起的關節炎併關節水腫（積液）

07 生命中不可避免的退化性關節炎

所謂的退化性關節炎（Degenerative arthritis），又稱作「骨關節炎」（osteoarthritis），指的就是隨著年紀變大而發生的關節炎。

我們年輕時軟骨生長快、彈性好、水分佳、磨損少；但經過數十年寒暑的磨擦使用，加上修復力下降、軟骨長得少用得多，磨損得越來越薄、越來越沒有彈性，軟骨底下的硬骨也會跟著受損變形，或增生產生骨刺，加上韌帶僵硬缺少彈性，關節囊鬆弛，磨損掉落的軟骨會在關節內移動形成關節鼠（指關節內游離的碎骨或碎軟骨等，像老鼠一樣跑動）。當出現一連串炎性反應，造成關節疼痛、紅腫、關節積液腫大，並且無法受力活動時，就變成顯著的退化性關節炎了。如因外傷後遺症而造成關節退化，則稱為「繼發性的骨關節炎」（Secondary osteoarthritis）。

人體幾乎所有關節都有機會出現退化性關節炎，但以受力及使用最多的膝關節、髖關節最常見，脊椎（特別是腰椎、頸椎）、踝、腕、肘、肩、手、腳也都會發生。

以膝關節為例，退化時往往從疼痛、特別是內側疼痛開始，常發生在爬山、上下樓梯及長距離行走時。漸漸的，

膝關節退化的 4 大進程

分期	臨床表現	X 光片
第 1 期	關節軟骨會有輕微發炎，偶爾有輕微疼痛。 X 光影像無顯著變化，可能在關節邊緣骨刺隱約可見。一般在 20 ～ 40 歲發生。	
第 2 期	關節表面不平整。有輕度疼痛。 X 光開始看到關節間隙略有狹窄，有輕微骨刺形成。一般在 40 ～ 50 歲發生。	
第 3 期	關節軟骨部分破裂，中度的疼痛，上下樓或蹲踞漸感困難或不適。 X 光可看到顯著的關節間隙狹窄及骨刺生成，也可見受壓力關節面硬化或關節面不平整。	
第 4 期	關節軟骨嚴重磨損破裂，露出底下的硬骨，嚴重疼痛，不行走也痛。 X 光可見關節間隙消失及顯著骨刺。關節變形不穩。	

形成膝內翻而變成 O 型腿，少數人會呈現膝外翻的 X 型腿。關節內若有積水時，膝蓋骨變得浮動而不穩定，使疼痛及不穩情形更加惡化。

一旦關節逐漸變得不靈活甚至僵硬，周遭的軟組織也會跟著鬆弛無力，肌肉則因活動量減少而弱化萎縮，使得關節更加不穩定並加速退化，形成惡性循環。所以初期的退化性關節炎可能發生在 40 多歲時，維持相當長時間，等到了 60 歲時才突然快速惡化，就是這個道理。因此，當關節出現問題時就應積極保養，才能減少將來惡化的機會。

好發族群

退化性關節炎一般以勞動多、受力多者最容易發生。不過，臨床上也有不少嚴重退化性關節炎的「貴婦」，平時並不常做家事，但關節變形退化情形卻相當嚴重，這有的是因為體質所致，有的則因為平時很少使用力量，使得肌力嚴重不足，導致關節反而很容易退化。

預防

預防退化性關節炎最重要的是維持肌肉力量、關節柔軟度與平衡力。避免外傷及過度受力，也要避免因運動不足造成的「早衰型筋骨關節病變」。

正確治療

- 如果真的發生了，原則上以保守性治療為主，嚴重時才須動刀。
- 藥物治療：用非類固醇藥物、肌肉鬆弛劑，必要時加上止痛藥。
- 補充營養食品，包含鈣、葡萄糖胺、軟骨素、酪梨油粹取物、乳油木果、玻尿酸及其他保健食品。
- 體重控制，避免過勞。
- 物理治療：以冷熱療、電療、紅外線、超音波、徒手治療、運動治療為主。
- 採用適當護具保護，避免進一步傷害。膝關節內翻時，可用鞋墊增加外側支撐。
- 必要時抽取關節積液，做局部藥物注射治療。關節腔內注射玻尿酸對膝關節、肩關節效果良好，近年來有關增生療法的使用，也有不少進步。高濃度血小板血漿（PRP）近年也開始應用於退化性關節炎的治療。
- 手術治療：包括關節鏡手術、矯正切骨術、部分或全人工關節置換術。

訓練強化

- 伸腿伸踝（請見第 130 頁）是預防及治療膝關節炎最重要步驟。為了使股四頭肌及膝關節周圍組織更加有力穩定，當初步訓練已見成效後，非常建議加上負重訓練，既可有效強化肌肉，又不給關節帶來過大壓力與負擔。
- 空中踩腳踏車（請見第 136 頁）是急性發炎穩定控制後，而且伸腿伸踝運動有一定成績後的進階訓練。

Chapter 4

為什麼一走路腳踝就痛得不得了？

人體足部由 26 塊骨頭，56 個關節和 118 根肌腱構成，而在約只有 11 至 13 平方公分的足踝關節上，承受著人體活動產生的巨大壓力。

走路時腳掌承受體重 1.2 倍的力量，腳跟著地末期受力則達體重五倍的壓力，更何況跑、跳。因此其避震與力量傳遞系統，這是非常精細巧妙的。此處一旦出了問題，就無法正常受力活動，可以說是相當擾人的一件事。

01 最容易扭到的關節：足踝翻腳刀

要找到沒有足踝扭傷經驗的人恐怕不容易，足踝可以說是人體最容易扭傷的關節了。當此處的韌帶、肌腱受強力拉扯或扭轉超過所能承受的極限時，就會造成組織部分或全部斷裂，伴隨疼痛、出血、瘀腫、無法受力的症狀，嚴重時會失去關節穩定性。

足踝的韌帶肌腱相當多，都有機會扭傷，但最常發生的是位於外足踝前外側的「前距骨腓骨韌帶」（Anterior talofibular ligament）裂傷，即俗稱的「翻腳刀」。另外，內踝下方的三角韌帶（Deltoid ligament）裂傷，也不算少見。外翻造成足踝內側韌帶受損，以「三角韌帶」受損最常見。

正確治療

- 受傷前 2 ～ 3 日先冰敷，等急性紅腫改善後再熱敷（冰熱敷方法請參考第 5 章 08）。
- 輕度扭傷的固定，用彈性繃帶即可；但若是嚴重扭傷，韌帶出現顯著鬆弛或關節不穩定，則需要使用石膏副木或充氣式副木固定 4 ～ 6 週，以達到較好的修復效果。

- 藥物治療：以非類固醇消炎藥（NSAID）、肌肉鬆弛劑、止痛藥、消腫藥物為主。
- 急性腫痛減少後，儘快展開肌力訓練，以避免肌肉萎縮，同時增進本體感覺受器的修復。訓練時，可戴具彈性的護踝，一方面增進信心，一方面避免偶發性再度扭傷。
- 腫痛消除後，循序漸進恢復運動。

常見的腳踝扭傷

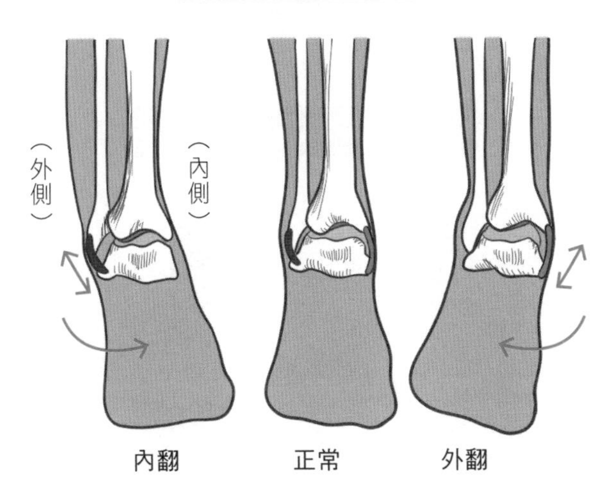

▲內翻拉扯，造成外踝側韌帶傷害，以「前距骨腓骨韌帶」受損最常見。

▲外翻造成足踝內側韌帶受損，以「三角韌帶」受損最常見。

訓練強化

- 關節的穩定度除了依賴韌帶支持外，周遭肌肉肌腱的強度，更是決定關節強度的主要因素。因此防止扭傷的重要方法，就是增加肌力。
- 提升平衡力，也是減少跌倒扭傷的重要關鍵，建議平常多鍛練單腳站立。
- 復健時伸腿伸踝（請見第 130 頁）的基本功不可少。
- 當韌帶已恢復後，可練習連續踮腳（請見第 137 頁）運動及踮腳木馬（請見第 140 頁）運動來強化腳踝的力量與彈性。

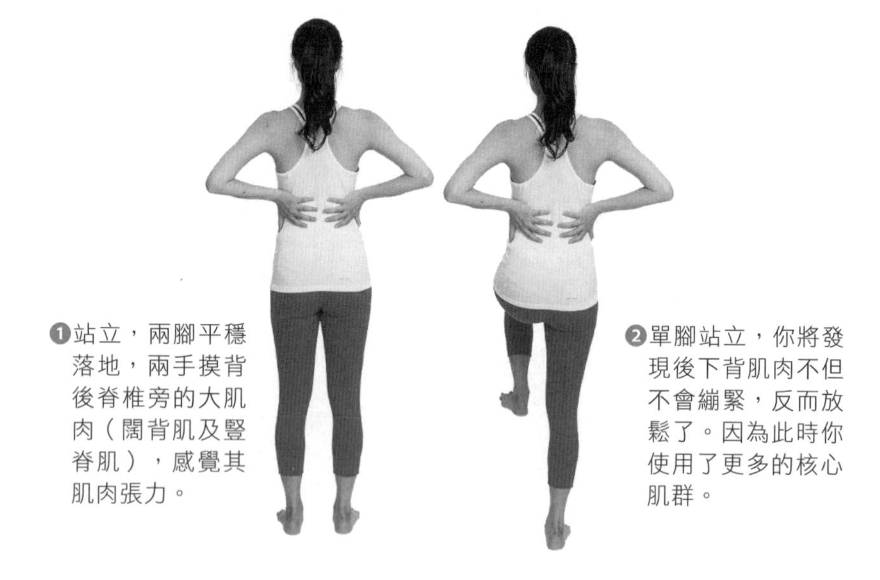

02 起床腳一落地就足下痛的足底筋膜炎

足底筋膜炎的典型症狀是足跟前端疼痛，特別是睡了一整晚後，剛下床那一剎那，疼痛往往最為嚴重；等多走幾步後，轉為較輕微的痛。這可能是因為一段時間沒有承重的筋膜突然拉緊所致。一般女性發生率大約是男性的兩倍。過去足底筋膜多發生在 40 歲以上，但現代人可能運動不足，20 歲發生足底筋膜炎，已經比比皆是了。

症狀

跟骨的前方常是壓痛點，疼痛可能沿著筋膜往前擴展到腳弓，甚至向前到趾蹠關節。部分患者合併形成跟骨骨刺，較不容易治療。

好發族群

長途步行者、久站者、赤腳走路者（在泥土地上走路例外）、穿平底鞋或拖鞋跑步者、下肢很少運動的人、突然間跑去打沙灘排球的人。

預防

- 避免上述容易引發的因子，包括赤腳走路等等。
- 選擇能對足底弓有適當支撐保護的鞋，包括外出鞋及室內拖鞋。有些人外出鞋不錯，但在居家室內穿著毫無保護或支撐力的拖鞋，仍然很容易罹患此疾。

正確治療

- 有紅腫發炎者冰敷，無者熱敷。熱敷要做到小腿肚以上，使小腿肌肉一併放鬆。
- 藥物治療：包括非類固醇消炎藥及肌肉鬆弛劑。
- 物理治療：如熱療、水療、電療、超音波，以及足底筋膜按摩。如果前述治療仍然無法改善，可考慮體外震波治療（ESWT）。
- 利用小腿與足底雙重伸展運動（請參考第 5 章的伸腿伸踝運動），使筋膜獲得延展與強化，減輕其壓力與發炎。
- 必要時可進行局部注射，如非類固醇消炎藥、類固醇（儘量少打）及增生療法製劑。
- 選擇合適的足墊，保護足底足跟，增加對足弓的支撐。

訓練強化

- 平時多做小腿及足底之伸展及肌力訓練，提升柔軟度與耐力。
- 適當選用足墊，注意平時之保護保養，減少足跟骨刺及足底筋膜纖維化的機會。
- 當急慢性發炎都已妥善治療後，踮腳木馬（請見第 140

頁）運動可有效改善足底筋膜的彈性與張力；連續踮腳運（請見第 137 頁）動則直接訓練足掌的耐力。

為什麼會罹患足底筋膜炎？

人體的足底有三個腳弓，維持足底良好的彈性及避震效果，包括「外側縱弓」、「內側縱弓」與「橫弓」，依照各自結構，將我們足底落地的能量做轉換，成為行走跑步時的推力。另外，依足弓的高低，一般也分為高足弓、中足弓與扁平足。

過去人們走在泥土地上，腳弓的結構正是順應泥土地演化而來，然而現代人每天都踩在堅硬的路面或地板石材上，足底筋膜不但得不到鍛練，更容易受傷退化，連帶著足跟的脂肪墊也提早萎縮了。

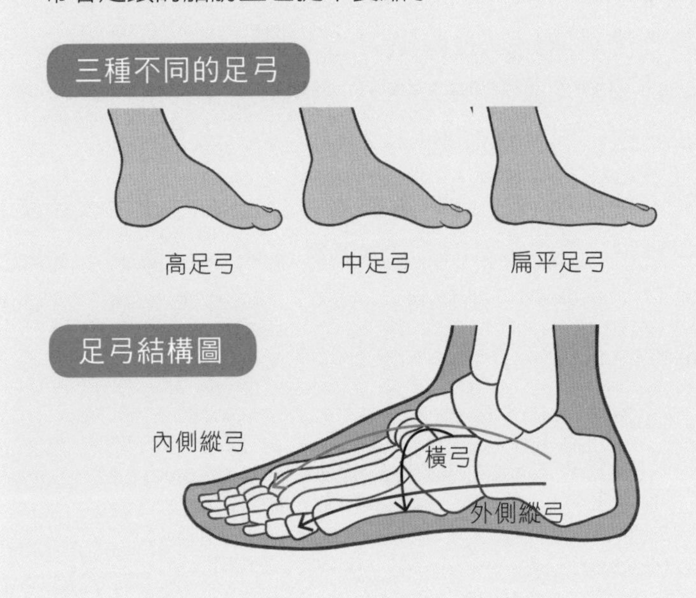

03 不是足底筋膜炎的足跟痛：足跟脂肪墊損傷

求診的小姐是約莫 40 歲的銀行客服人員，每天必須在銀行大廳來回走或站好幾個小時。工作 3 個月後，只要一穿上硬底鞋或打赤腳時，腳跟就會疼痛，而且越站越痛，已經影響到工作了。看了幾家診所，原本認為是足底筋膜炎吃藥就好，沒料到症狀越來越嚴重。

檢查時，發現她年紀雖然不大，但腳跟的脂肪墊（Heel fat pad）已經非常鬆垮了，而輕壓足跟的中心，就疼痛得厲害。

這表示她罹患的不是足底筋膜炎，而是足跟脂肪墊損傷症候群，是足底用以吸收壓力的「脂肪墊」受損所致。我除了給她藥物與運動處方外，並請她選擇對足弓有合適支撐並能保護足弓的運動鞋。

另外，建議她在上班時選擇適合自己腳弓硬度、腳型及腿型的足墊，放在公司規定穿的鞋子內。很快的，她的症狀解除了，再經過半年調整，她的「足跟脂肪墊」已變得比較結實而有彈性了。

足跟脂肪墊損傷很容易和足底筋膜炎混淆，兩者致病原因不一樣，但是可以同時存在。它比較不會一早起來就很痛（但若與足底筋膜炎合併則會），而是越站越走越痛，特別是穿著硬底鞋或打赤腳在硬的地面上行走時（很多服務人員必須穿著高跟鞋，無塵室工作者要穿無塵鞋、危險工作者要穿安全鞋、清潔工作者要穿雨鞋，都使得足跟受力超乎一般人）。

治療原則是保護足跟、減少壓力，並提供足跟脂肪墊再生修復的機會。脂肪墊的損傷會增加跟骨骨刺形成的機會，罹患足底筋膜炎的機率也會隨之提高，使治療變得更加複雜。足跟脂肪墊原本就會隨著年紀老化萎縮，加上現代人站在硬地面的機會增加，更造成提早萎縮受損情形，因此保護與保養變得相當重要。

好發族群

赤腳族、赤腳跑步者、運動選手。

預防

- 避免從高處突然躍下，或在沒有保護的情況下反覆跳躍。
- 減少在硬地面赤足走路。
- 選用合適有良好足弓支撐的鞋子與拖鞋。
- 善用合適的鞋墊。

正確治療

- 避免足跟壓力。
- 使用合適的足跟墊或足墊。

如何選擇適合自己的足墊？

市面上的鞋墊很多，結構、材質、功能設計大異其趣，分類方式也很多；醫療用鞋墊，多數會特別從支撐的設

	設計目的	材質	適用族群
軟式足墊	以吸收壓力、減震為主要目標。但支撐力不足	材質最柔軟，以矽膠、氣墊、較柔軟之合成材質為主	單純因壓力刺激所導致的足部不適 如足跟脂肪墊萎縮、足底筋膜炎、蹠趾關節炎，有顯著壓痛點者
硬式足墊	以支撐足弓、分散壓力為主，設計良好者亦具有吸震減壓功效	材質較硬而有彈性	因足弓支撐不足所引起之不適，如足底筋膜炎 因能提供支撐，分散壓力，對足跟脂肪墊損傷及蹠趾關節炎者亦具效果
複合材質足墊	提供多種功能，部分吸震減壓，足弓提供支撐及能量轉換，足跟保護	複合性材質，依足部各區域之需求設計組合	提供足弓支撐及壓力較大區域的保護吸震 但設計差異很大，須選擇設計良好，並且能依不同足型、足弓高低及下肢力學提供選擇者較佳

- 藥物治療：非類固醇消炎藥、止痛藥。
- 物理治療：電療、熱療、水療。

計來思考，應該是比較符合功能需求與考量的。至於一般鞋子內的足墊，其避震效果就差很多了。

	型式	選擇重點	
	全足型 半足型	● 充分了解自己足部問題所在 ● 選擇設計符合自己需求者 ● 注意材質的舒適度、透氣性、吸濕排汗、防臭，以及耐用性。不一定貴的就好 ● 試踩、試穿至少 15 分鐘，感覺提供的支撐與減壓是否舒適得宜	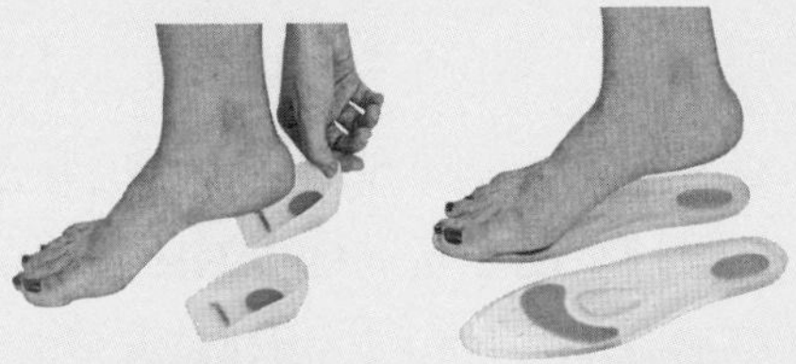
	以半足型為主		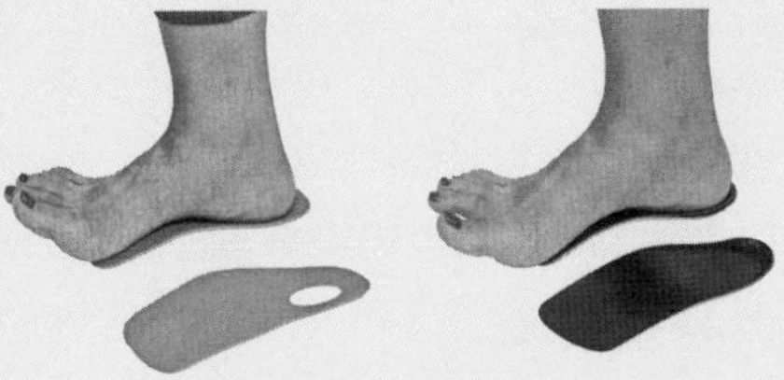
	全足型 半足型		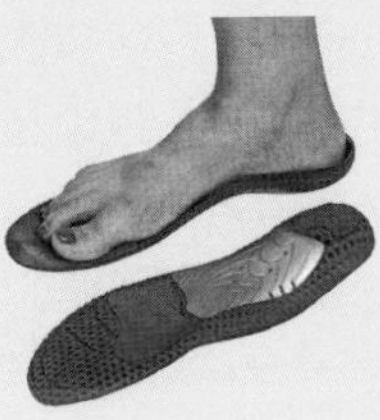

04 大腳趾囊腫痛到無法穿鞋的大腳趾外翻

大腳趾囊腫痛（bunion）是足部疼痛常見的原因。可以看到第一蹠趾關節（也就是大腳趾基部關節），出現明顯的軟組織腫脹，多數有紅腫熱痛等發炎現象，一碰就相當疼痛，一旦與鞋子磨擦，會更加不舒服。幾乎所有的大腳趾囊腫痛，都與大腳趾外翻（Hallus valgus）有關，必須一起進行治療。

根據統計，40 ～ 70 歲的東方人中，大約 64.7％的人都有某種程度的大腳趾外翻，而顯著外翻者（角度大於 25 度），則有 13.2％（Cho NH. JBJS 2009）。女性發生比例遠高於男性。外翻的大腳趾，會擠壓到第二趾，造成第二蹠趾關節腳掌側的壓力及韌帶拉扯，容易產生疼痛與厚繭。且第一蹠骨頭部會內移頂出，產生囊腫，與鞋子磨擦後會出現組織增生變厚及發炎腫脹疼痛，如果細菌入侵，還會引發感染。

發生的原因與穿鞋習慣不良有關。楦頭太窄、鞋跟太高、鞋面太硬，都會加重症狀。大部分的大腳趾外翻會隨著年紀而趨嚴重，左右兩側的變形往往並不相同。不過，我在門診上也見過不少年輕（才 18 歲）、男性、鞋子楦頭寬大的案例，追問起來，幾乎父母長輩都有一樣的問題，驗證到遺傳是個重要因素。除了疼痛外，腳趾變形會隨著年紀而加重，最後甚至找不到可以穿的鞋子，造成莫大的困擾。

好發族群

女性有家族病史者、年長者、喜歡穿窄楦頭高跟鞋者、嚴重扁平足者。

預防

- 穿著合宜正確的鞋子，是最重要的事！如果年輕時就有大腳趾外翻，更得用心保健。
- 使用合宜具足弓支持力的鞋墊可改善前足內側的壓力。

正確治療

- 疼痛發炎部分，可以用藥物治療獲得改善，熱敷、物理治療，也都有不錯的效果。
- 已出現的腳趾變形，不容易靠保守治療方法改變，但適當的護具，可幫助減緩變形的速率並改善疼痛。常用的護具包括 外翻矯正器：夜間使用，將大腳趾往腳掌內側扳開固定，緩和日間穿鞋行走造成的壓力，改善或延緩變形。

中度大腳趾外翻圖與 X 光片

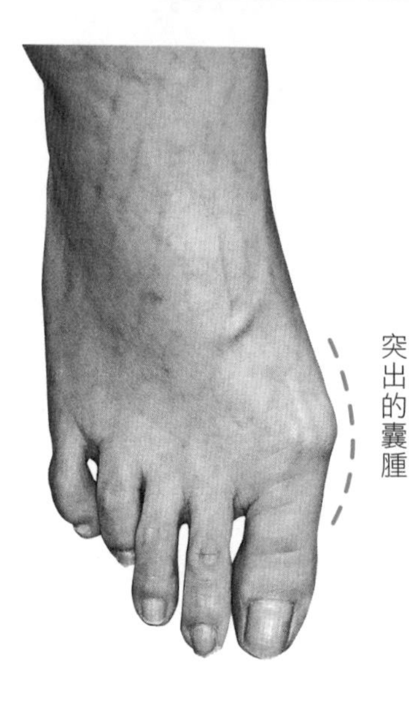

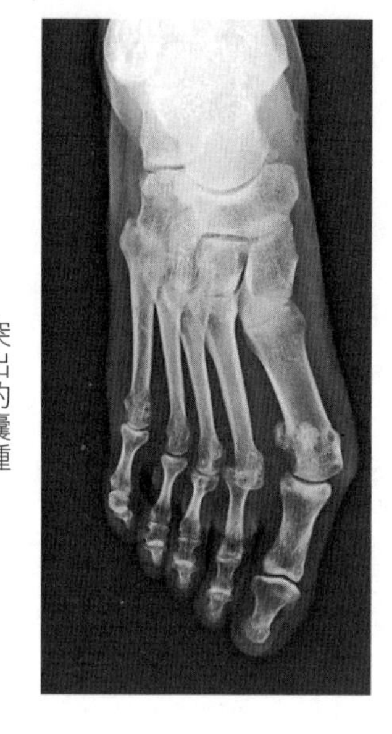

- 囊腫護套：多以矽膠等柔軟材質製成，套上去可保護囊腫，減少磨擦及疼痛。
- 趾間矽膠墊：置於第一、二趾之間，將大腳趾往內推，並減少第二趾的壓力。但如果變形已經太大，塞進去並不舒適。 具足弓支撐作用的鞋墊，對有腳趾外翻現象的腳來說很重要。它可以避免足部過度內旋，改善大腳趾的受力方向，減少變形的產生，並減少第二趾負擔；醫療用足弓還能加強腳掌心的支撐，改變第二趾的壓力點。

嚴重大腳趾外翻合併足跟脂肪墊萎縮

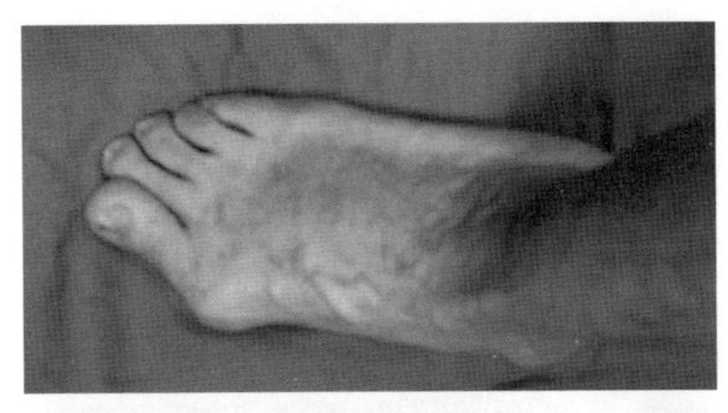

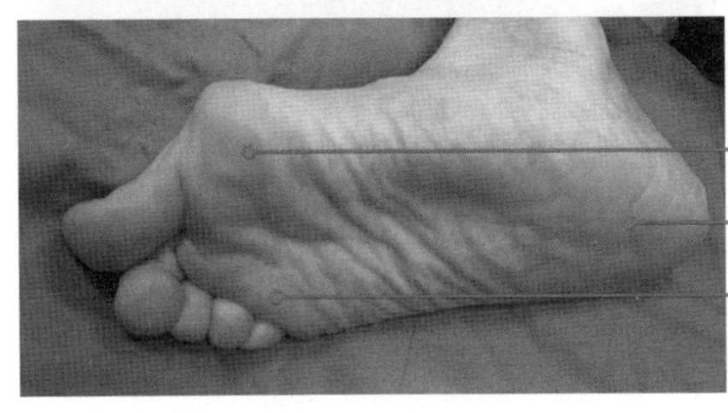

足底的脂肪墊
顯著萎縮

- 變形如果惡化到影響日常生活，包括無法承受的疼痛或無法穿鞋時，則須考慮手術治療。手術的方法有很多種，需要與有經驗的骨科醫師討論，根據變形的實際狀況選擇合適有效的方法。

依目前的骨科技術來看，手術效果都算不錯，但術後大腳趾的關節多少會有些僵硬，所以我並不建議沒有明顯疼痛，只單純為了美觀就接受矯正手術。畢竟行走功能是最重要的，術後如果沒有正確的穿鞋習慣及妥善保養，變形還是會復發。

05 反覆發炎可能導致跟腱斷裂的阿基里斯肌腱炎

在一場羽球聯誼賽中，久未下場打球的新任會長突然跳起殺球，在那瞬間，只聽見他「啊」一聲，就跌落在地爬不起來，右後腳跟非常腫痛。送醫後，診斷為阿基里斯肌腱（跟腱）斷裂，只能手術縫合。原來，阿基里斯肌腱發炎是他多年的老毛病了，偶爾反覆發作吃吃藥就好，他也不以為意，沒料到這回居然一個跳起的動作，瞬間就斷裂了！

阿基里斯肌腱是身體最粗壯的一條肌腱，但受力也最大，行走跳躍都少不了它，所以武俠小說中會說，挑斷了腳筋，武功也就廢了。

實際生活中，阿基里斯肌腱很容易因反覆運動傷害而導致微小創傷。由於肌腱本身無血管，所以容易有癒合不良的情形。反覆的慢性發炎，將導致肌腱鈣化、纖維化，以致脆化，這時候就可能在單一或連續創傷後，發生部分或完全斷裂的情形。

好發族群

阿基里斯肌腱炎往往出現在兩種極端的人身上，包括經常從事跑、跳、有氧等運動者，以及平日不愛運動或熱身做得不夠的人、中年族群。

預防

養成循序漸進、量力而為的規律運動習慣。運動前應充分暖身與伸展，運動後有足夠的和緩運動。一旦出現慢性發炎，應立即就醫治療，以免延誤病情。

正確治療

- 急性阿基里斯肌腱炎（阿基里斯肌腱拉傷）一定要立刻休息，先以冰敷為主，至腫痛發熱情形改善後，才改以熱敷治療。
- 以彈性繃帶或護踝保護。
- 藥物治療：以非類固醇消炎藥（NSAID）、肌肉鬆弛劑為主，減輕發炎，改善肌肉緊繃痙攣。
- 物理治療：熱療、電療、超音波、水療、徒手操作、深層按摩、運動治療。
- 伸腿伸踝運動是最重要的第一招，可強化肌肉並提升柔軟度、平衡力；常做空中踩腳踏車運動，亦有助於下肢整體柔軟度的維持（請參考第 5 章）。
- 嚴重發炎或扭拉傷時，應以副木或護具保護並避免受力；必要時佐以枴杖使用。
- 肌肉或跟腱斷裂時，視程度接受手術縫合治療；術後尚未痊癒前，要妥善保護並避免受力。

足底筋膜炎及跟腱炎示意圖與 X 光片

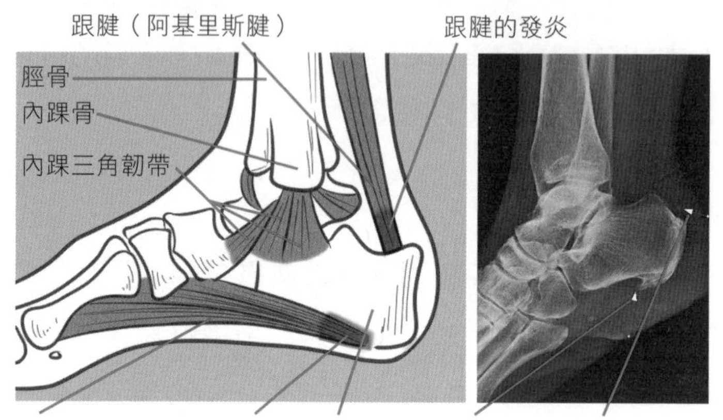

訓練強化

無論是發炎、扭傷、拉傷，乃至斷裂手術後，訓練與強化對阿基里斯腱來說，是非常重要的步驟。同時得兼顧肌力、柔軟度與延展性、平衡力等不同角度的強化，因為這條肌腱對人們運動、行動而言，真的相當重要。

- 伸腿伸踝（請見第 130 頁）運動之基本功，有效拉鬆阿斯里斯腱。
- 連續踮腳（請見第 137 頁）運動強化小腿肌肉，包括阿基里斯腱。
- 連續弓步（請見第 138 頁）進階拉筋，弓步愈大，阿基里斯腱拉得愈完全。
- 踮腳木馬（請見第 140 頁）提供綜合表現。

06 腳底麻木、腳趾無力的後跗隧道症候群

腳底的麻木或腳趾無力，很容易令人聯想是不是坐骨神經問題。的確，這是有可能的，但後跗隧道症候群（Posterior tarsal tunnel syndrome）也必須列入鑑別診斷。

後跗隧道位於足內踝的後方，其中包含了後脛神經、後脛動脈及一些容易產生肌腱滑膜炎（tenosynovitis）的屈肌腱。後脛骨神經在這個位置受到壓迫的主要原因是踝關節反覆扭傷、挫傷、脫臼造成的擠壓，有時也與後脛動脈血栓或靜脈炎、類風濕關節炎有關。

後跗隧道症候群的症狀類似腕隧道症候群，包括足底及內踝附近疼痛、麻木、知覺異常。嚴重時會造成腳底蚓狀肌（Lumbrical muscles）及屈趾短肌無力，使患者感覺腳底及腳趾無力或行走不穩。也會像腕隧道症候群一樣，夜間時麻木疼痛情形加劇。

| 預防

- 正確合宜的鞋力，減少不必要的壓迫。
- 踝關節扭傷、挫傷或骨折脫臼，都應妥善治療。
- 選用合宜的足墊，可給予足適當的支撐分散壓力。

正確治療

- 正確的診斷是良好治療的第一步。除要有詳細臨床檢查外，神經電學檢查有助於區分腰椎神經根病變（坐骨神經痛）及糖尿病造成的多發性神經炎。磁振攝影則可提供影像上的協助。
- 藥物治療：以非類固醇消炎藥（NSAID）、肌肉鬆弛劑為主，可減少發炎及肌肉緊繃。急性期可加上消腫藥物，神經受損則佐以 B 群等幫助神經修復。
- 物理治療有熱療、電療、超音波治療。
- 睡覺時，以副木支持減少壓力。選用合適護具，可改善發炎腫痛及再次受傷的機會。
- 必要時予以局部藥物注射，如非類固醇消炎藥或類固醇。
- 有嚴重神經肌肉症狀且經保守治療無效者，可考慮手術治療。

訓練強化

- 伸腿伸踝（請見第 130 頁）運動拉鬆小腿肌肉，延展後脛骨肌肌腱。
- 踮腳木馬（請見第 140 頁）運動舒展腳，增加彈性與耐力。

常見的腳趾畸形

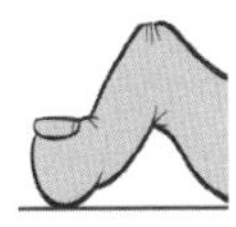

杵狀趾（Hammer toe）
近端趾間關節屈曲變形疼痛發炎，以第二趾最常見。穿著過緊狹窄的鞋子是主因，大腳趾外翻也會引起或惡化此症。

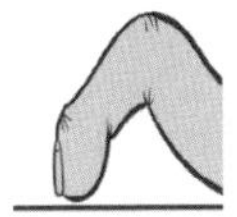

爪狀趾（Claw toe）
遠端趾間關節與近端趾間關節均屈曲變形，各趾都可能發生，常因穿太小的鞋子所致。

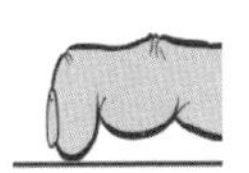

槌狀趾（Mallet toe）
遠端趾間關節曲屈變形疼痛發炎，第二趾最常見。穿著過緊狹窄的鞋子及高跟鞋是主要原因。

為什麼會腳底無力、行走不穩？

後跗隧道（Posterior tarsal tunnel）位於內踝骨的後方，由踝部的骨頭、屈肌束縛帶及其周圍韌帶構成一個通道，後脛神經（Posterior tibial nerve）、後脛動脈、後脛骨肌就從其中通過。後脛神經負責足底內側大部分區域的感覺，如果受損，將造成腳趾彎屈無力及腳底無力，行走不穩及足底部的麻木。

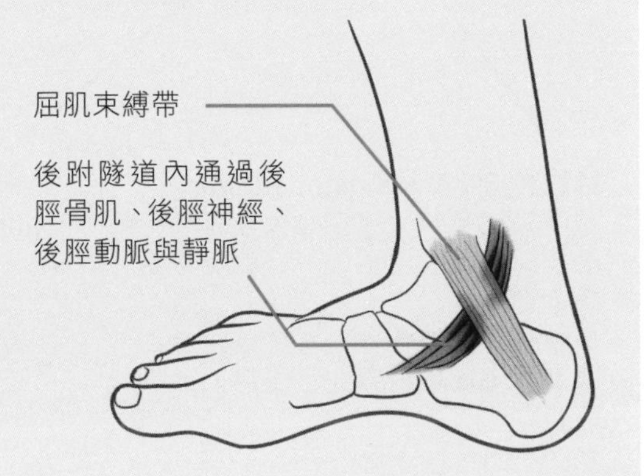

足踝部常見的疾病

蹠趾關節炎（Metatarsophalangeal arthritis）
疼痛發生在蹠骨（腳掌骨）與腳趾骨形成的關節，是我們踮腳時主要受力所在。穿高跟鞋時力量也集中於此。
此關節的疼痛可能出現在足底面或足背，或者兩個面都疼痛。隨著發炎進行，關節會僵硬變形。久站、踮腳、喜著高跟鞋者易患此症。

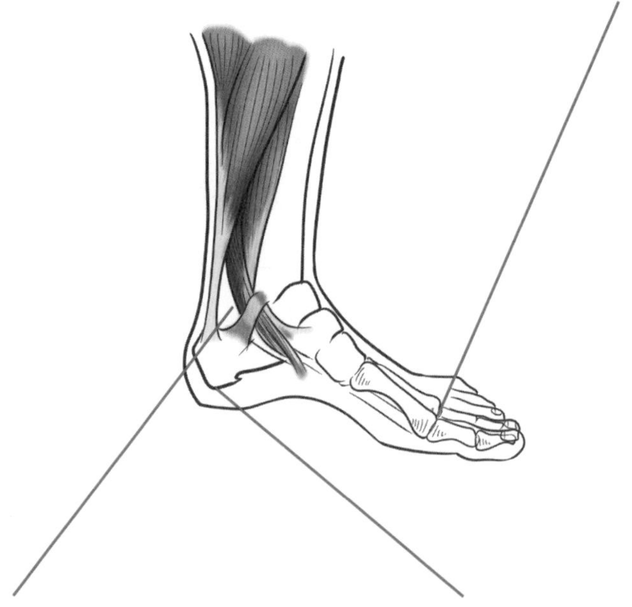

踝關節炎（Ankle osteoarthritis）
踝關節的發炎，可能因反覆外傷、老化、類風濕關節炎、自體免疫疾病等引起。
以腫痛為主要症狀，嚴重時也會出現紅腫、變形，導致行走障礙及外觀變形。

跟骨骨刺症候群（Calcaneal spur syndrome）
跟骨疼痛並且 X 光可見骨刺生成，常是足底筋膜反覆受力產生的牽扯性骨刺，常合併足底筋膜炎。

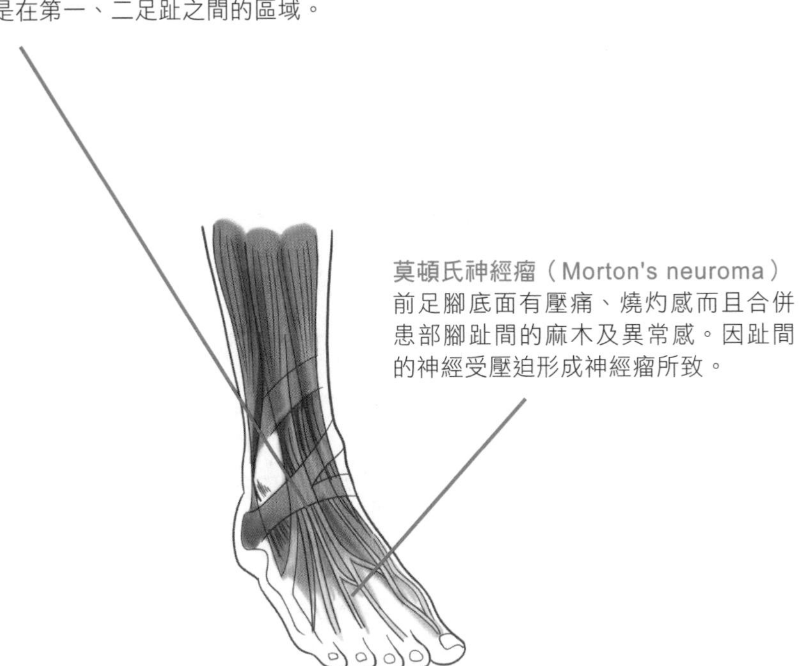
前跗隧道症候群
（Anterior tarsal tunnel syndrome）
深腓神經通過踝部淺層筋膜之下受到壓迫所致。疼痛及麻木區域在足背，特別是在第一、二足趾之間的區域。
莫頓氏神經瘤（Morton's neuroma）
前足腳底面有壓痛、燒灼感而且合併患部腳趾間的麻木及異常感。因趾間的神經受壓迫形成神經瘤所致。

Chapter 5

對症的下肢運動，掌握預防與治療的核心要素

肌力、柔軟度、平衡力，以及其綜合表現是我們以「極簡運動」來改善、強化筋骨關節，預防筋骨疾病的核心概念。我們也可以此三者來評量一個運動處方的目標與適切性。此外，心肺功能與氣的鍛練則是更進一步提升我們的體能的重要條件。

藉著這些簡單但精要的下肢運動，得以強化髖腿膝踝腳的肌力、促進下肢血液循環、改善下肢各個關節的活動度與靈活性、提升精力、延緩老化、增進平衡力、強化下肢肌耐力、增進彈性與反應能力，調和全身經脈、防止久坐後的疼痛僵硬、緊實臀部肌肉、提供下肢疾患自我保健調理的方法，活絡下肢六經絡，提升生活品質，同時掌握預防與治療的核心要素。

下肢運動療法導覽圖

此導覽圖，依照簡單的症狀表現，規劃循序漸進的自我運動調理，讓您可以按圖索驥，依照步驟鍛練。至於每一個疾病的鍛練法，則請參考本書第二、三、四章專論裡的「訓練強化」方法。

練習必須考量個人體能狀況，一個動作練習好，才做下一個動作。

✪ 下肢無異常或不適

↓運動 1：伸腿伸踝
↓運動 2：蝴蝶展翅
↓運動 3：翹腳屈髖
↓運動 4：空中踩腳踏車
↓運動 5：連續踮腳
↓運動 6：連續弓步
↓運動 7：踮腳木馬

✪ 髖關節緊繃僵硬、外張不易，不易大步行走及盤坐
✪ 腰部痠疼併臀部痠疼，跨腳困難、腹股溝緊繃痠疼

↓

↓運動 1：伸腿伸踝
↓運動 2：蝴蝶展翅
↓運動 3：翹腳屈髖

✪ 大小腿後側無力，小腿痠疼緊繃
✪ 臀部疼痛或久坐疼痛
✪ 臀部肌肉鬆弛，臀部下垂
✪ 下肢循環不良，足部容易冰冷

↓運動 1：伸腿伸踝
↓運動 3：翹腳屈髖
↓運動 4：空中踩腳踏車
↓運動 5：連續踮腳

✪ 髖關節顯著緊繃、腰部緊繃、臀部緊繃而無法練習運動 3 翹腳屈髖者

✪ 無紅腫熱痛者，先於髖部局部熱敷 20~30 分鐘

✪ 先在椅子上練習運動 2 之第⑤步驟，單側翹腳伸展

✪ 成功後再做運動 2 之第①②步驟，足跟互抵之蝴蝶展翅

髖關節活動改善後才能練習運動 3 翹腳屈髖

一般建議以每週一個進度。練習過程若覺得太累宜減緩進度。如有不適，則宜請教您的醫師評估後才練習。

特別強調，此導覽圖僅供參考，若下肢有任何不適，請務必先行就醫診治。

- ✪ 大腿肌肉無力，膝關節炎，膝關節不穩定，膝關節攣縮彎曲、無法伸直
- ✪ 小腿肌肉緊繃疼痛，易抽筋
- ✪ 大腿小腿肌力不足，容易疲勞，無法較長時間行走或站立

↓

- ↓運動 1：伸腿伸踝
- ↓運動 4：空中踩腳踏車
- ↓運動 5：連續踮腳
- ↓運動 6：連續弓步

- ✪ 走路不穩或感覺費力，平衡感欠佳，易跌倒，腰腿痠痛，耐力較差

- ↓運動 1：伸腿伸踝
- ↓運動 3：翹腳屈髖
- ↓運動 4：空中踩腳踏車
- ↓運動 7：踮腳木馬

- ✪ 腳跟疼痛，後小腿疼痛，足底筋膜炎，小腿抽筋，跟腱炎
- ✪ 踝關節活動不良僵硬
- ✪ 足部及足趾僵硬不靈活

- ↓運動 1：伸腿伸踝
- ↓運動 6：連續弓步
- ↓運動 7：踮腳木馬
- ↓運動 5：連續踮腳

01 伸腿伸踝

特別針對 基本功　髖關節扭傷　髂脛束發炎　十字韌帶斷裂　髖骨軟骨炎　膝關節扭傷　退化性關節炎　阿基里斯肌腱炎

❶坐在適當高度椅子上，抬起一腳，伸至水平或水平以上。肌力不足或容易腰痠背痛者，宜選擇有靠背的椅子來做。

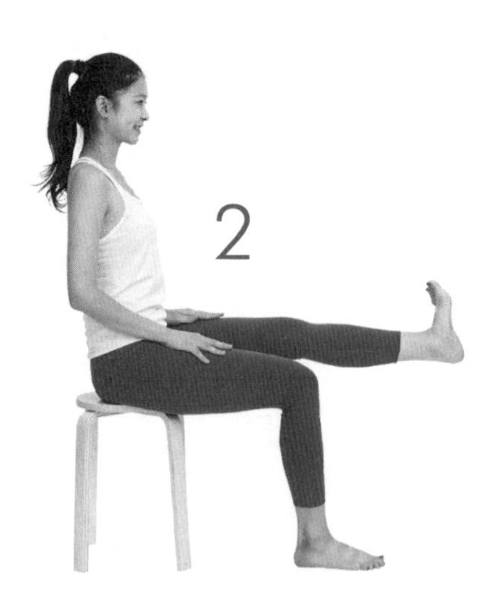

❷腳上勾，趾尖朝向身體到底，維持 10 秒。須儘量往身體側勾。

❸腳下壓，五趾亦隨之下壓到底，維持 10 秒。

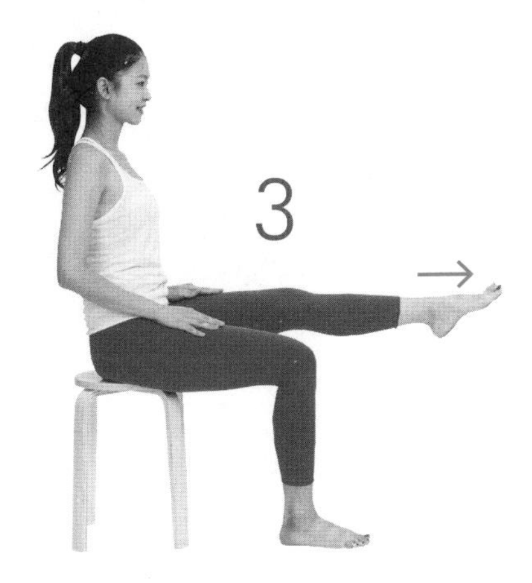

❹一上一下為 1 次，10 次為 1 回，中間腿不要放下來，維持水平，約 3 分半鐘才放下休息。改練另一隻腳。（約 3 分鐘半）。每日早、中、晚、睡前各練習 1 回，1 日 4 回。因人體的筋容易緊繃，所以建議每日做 4 回，以接續前面鍛練的效果，加強功效。

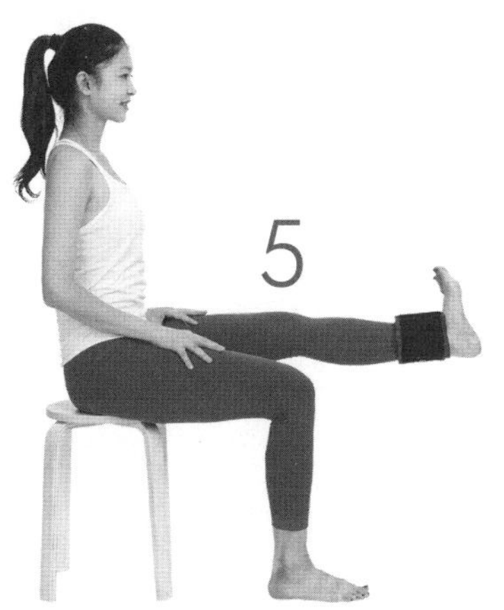

❺練習到熟悉有力後，可於小腿綁上沙袋負重練習。可由 1 公斤沙袋練起，肌力不足者，由半公斤、甚至 4 分之 1 公斤慢慢增加（市售沙袋有可以分成小包的，以利循序漸進）。

POINT

- 所有運動的基本訓練，幾乎每種下肢疾患都必須先做此鍛練。此動作為下肢力量訓練的基本功夫，可增加髖、大腿、小腿的肌力，伸展小腿肌肉，同時提升下肢循環。它可強化肌力，卻不傷膝蓋。
- 辦公室中也可練習，尤其是久坐久站的人，是維護下半身力量最簡易有效的方法。

02 蝴蝶展翅

特別針對　髖滑液囊炎　髂脛束症候群　髖關節炎
髖關節扭傷　梨狀肌症候群

❶坐於平坦地面（墊上），兩腳尖相抵，可用兩手握住雙腳。

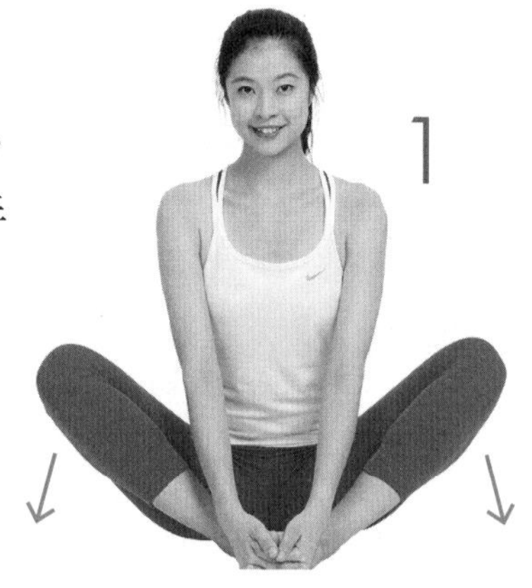

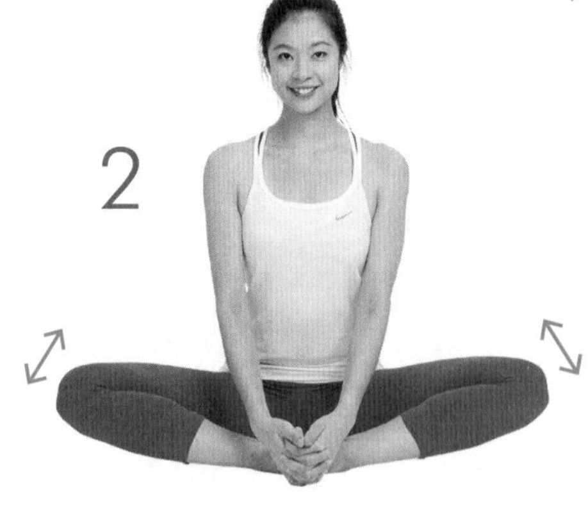

❷兩髖關節外張到底，以膝部觸及地面為佳。量力而為，循序漸進。

❸重複以上動作，拍動兩側大腿，如蝴蝶展翅，速度以每分鐘 60 ～ 90 次為宜。最好可以拍地有聲。

❹持續以上動作 3 ～ 5 分鐘為 1 回。早晚練 1 回，可有效放鬆髖部活動度，伸展髂腰肌、股直肌、股內收肌肌腱並以伸展梨狀肌。此為梨狀肌症候群之治療動作。

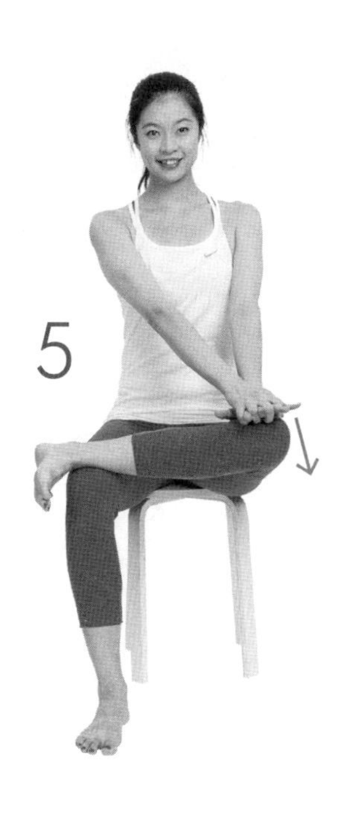

❺若無法順利伸展者，請先坐在適當高度的椅子上，翹起二郎腿般先做伸展訓練，等髖關節已逐漸放鬆再依標準練習。筋太緊者，可自行熱敷 10 分鐘後再行練習（請見第 128 頁下肢運動導覽圖）。

POINT

- 此運動兩腳掌相抵，使左右兩側「湧泉穴相抵」，促進腎經的鍛練及強化。

湧泉穴

屬足少陰腎經，強化此處，對泌尿生殖系統的活絡與內分泌系統的強化具有積極的作用。

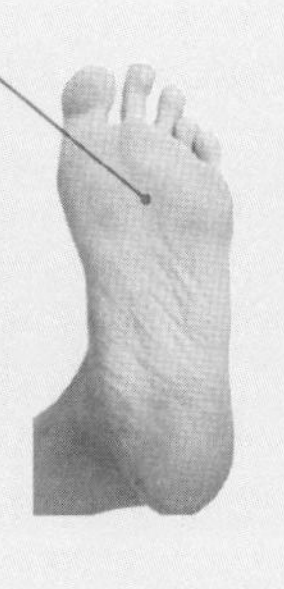

03 翹腳屈髖

特別針對　梨狀肌症候群　彈響髖
髂脛束症候群　髖滑液囊炎

❶平躺於地（墊）上或床上（床不宜太軟），左膝彎曲，右小腿橫跨於左大腿上，如躺著翹腳一般。

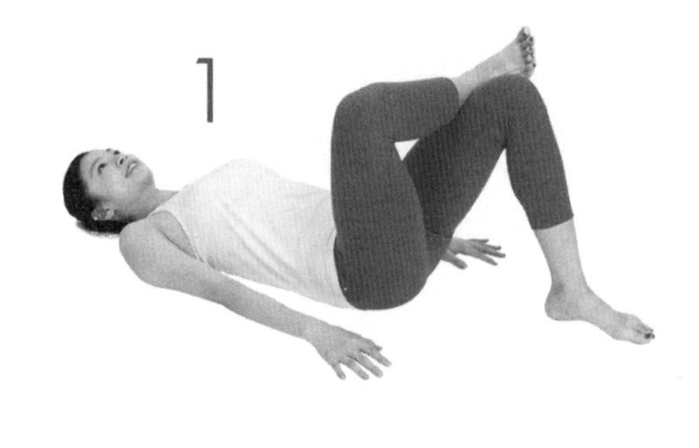

❷兩手穿過抱住左大腿，於腿後兩手相扣。

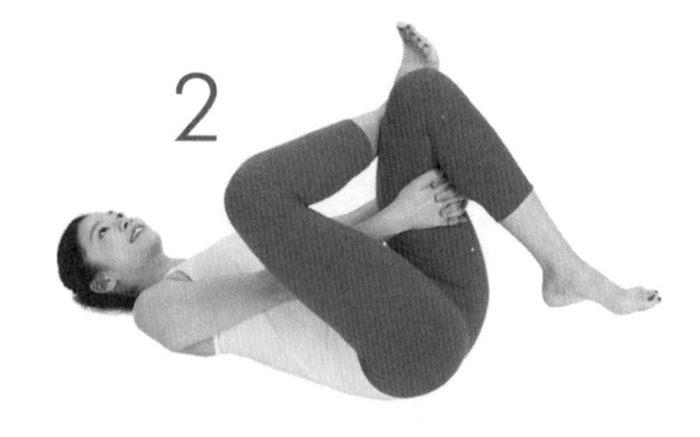

❸兩手向身體側拉回，左大腿貼向身體，維持此動作 10 ～ 20 秒，中間可放鬆再拉，以使右側臀肌及梨狀肌充分伸展。拉緊程度須量力而為，可略覺肌肉痠緊，但不可勉強。

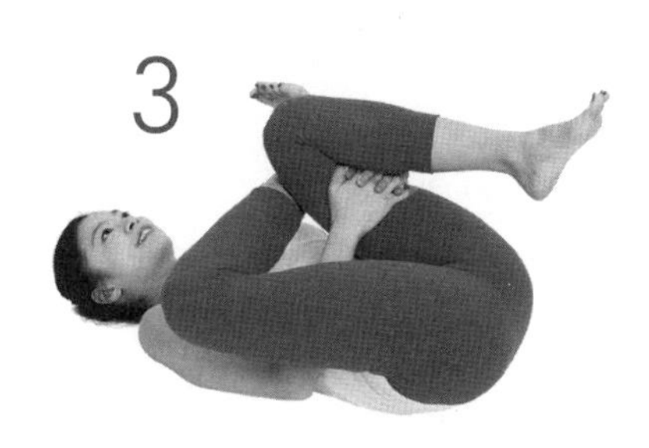

❹左右交換。重複此動作，左右各 5 ～ 10 次為 1 回，早晚練習。

POINT

- 隨著訓練進步，大腿逐漸貼進身體，達到更好的成果。
- 此運動可同時進一步提升臀部的柔軟度及彈性，調整身形，美化體態。

04 空中踩腳踏車

特別針對　梨狀肌症侯群　膝關節扭傷　退化性膝關節炎　下肢力量的綜合提升　十字韌帶損傷

❶平躺於地（墊）上或床上（床不宜太軟），兩腳抬起。

❷接者，於空中做腳踏車踩踏之運動。上胸微抬起，頸部不要用力，與身體成一直線。

❸速度及高度依體能調整，一般約每分鐘 60 ～ 90 次為宜。兩腿要儘量伸直及彎曲。

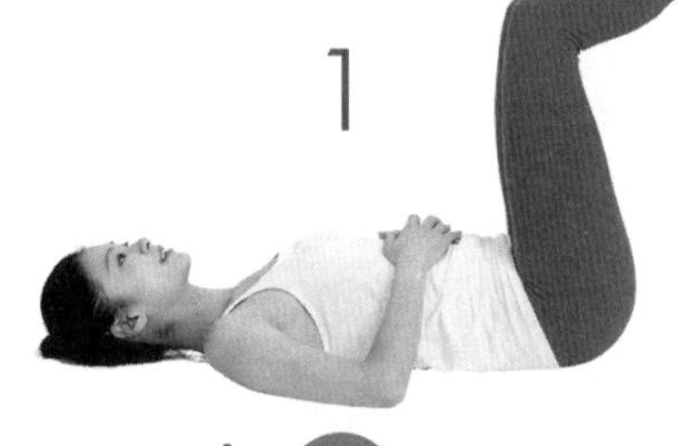

2

POINT

- 為腰、髖、下肢疾病之預防保健與調理動作因採用躺姿，可逐漸安全的增加訓練強度，提升下肢爆發力。同時可增加心肺功能，延緩機能老化。

05 連續踮腳

特別針對 退化性關節炎　足底筋膜炎　足跟炎　阿基里斯肌腱炎　足踝扭傷

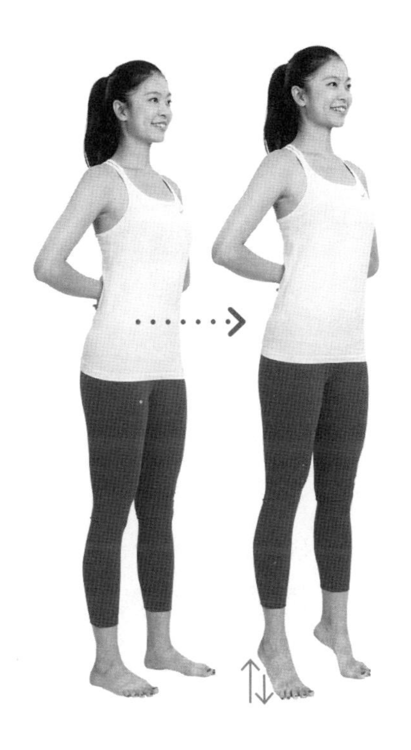
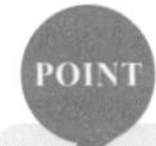

❶兩腳與肩同寬站立，兩手交疊置於背後。

❷雙側踮腳而起，維持 3 秒後放低，但不完全著地；重複 7 次後才完全著地為 1 輪，每次連續練習 3 ～ 7 輪為 1 回。早晚練習 1 回為宜。

POINT

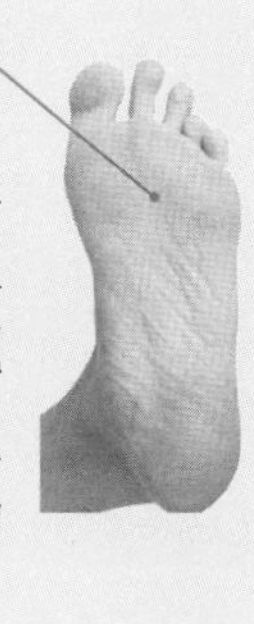

湧泉穴

此法有效增加足趾力量，強化小腿又不致使肌肉過於肥大，也是傳統養生智慧中補腎補氣的鍛練。

06 連續弓步

特別針對：髂脛束發炎　跑者膝　阿基里斯肌腱炎　髖關節扭傷　膝關節扭傷　後跗隧道症候群　下肢綜合強化　十字韌帶損傷

❶兩腳與肩同寬站立。兩手交叉握於腦後枕骨處。

❷左腳向前跨出最大步，右下肢儘量伸直伸展，維持此姿勢 10 ～ 20 秒。左膝以不超過左足尖為原則，以免膝部壓力過大，產生傷害。兩肘向後伸展，同時擴胸拉肩。

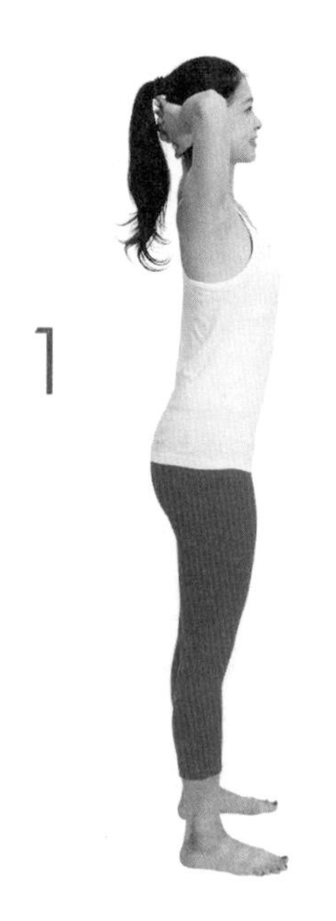

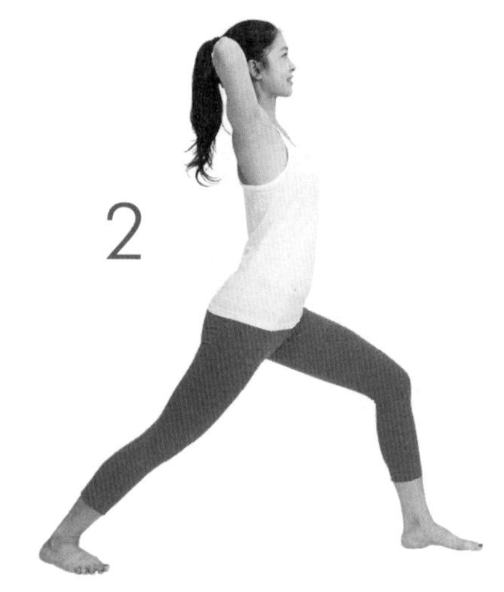

❸右腳提起向前跨出最大步，左下肢儘量伸直伸展，維持此姿勢10～20秒（視場地狀況回旋轉身）。

3

❹重複以上動作10次為1回，早晚練習1回。

POINT

- 提升下肢整體機能，增強下盤力量，促進循環、延緩老化、預防跌倒。此運動即「運動障礙症候群」之兩步檢測動作，也是年長者健康強壯的重要指標（參見本書19頁）。

07 踮腳木馬

特別針對　阿基里斯肌腱炎　足趾退化變形　足底筋膜炎　足踝扭傷　後跗隧道症候群

❶選擇平坦的場地，初學或體弱者可找一堵牆壁，腳跟離牆角約 10 ～ 15 公分，可以背靠牆練習。

❷兩腳跟緩緩離地踮起至最高點，以足趾著地，維持 10 秒鐘。

1

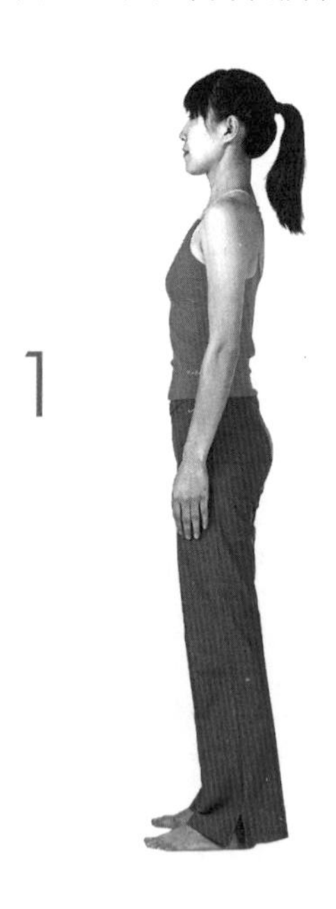

2

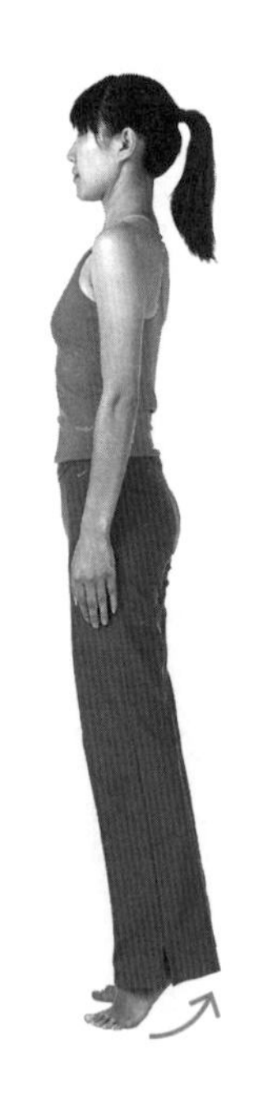

❸兩腳跟緩緩著地，著地後前足翹起離地，持續約 1 ～ 1.5 秒，再轉成足尖著地、足跟離地，好像孩子們玩的木馬般前後搖動。如此反覆搖動約 5 回，總共約 15 秒左右。

❹再次進行步驟 2、3 為一次，作此動作 5 ～ 10 次為 1 回。建議早晚鍛練。

POINT

● 此運動可訓練腳掌的柔軟度及韌性，強化腳掌腳踝的強度，促進足部循環、改善平衡力及下肢綜合表現。

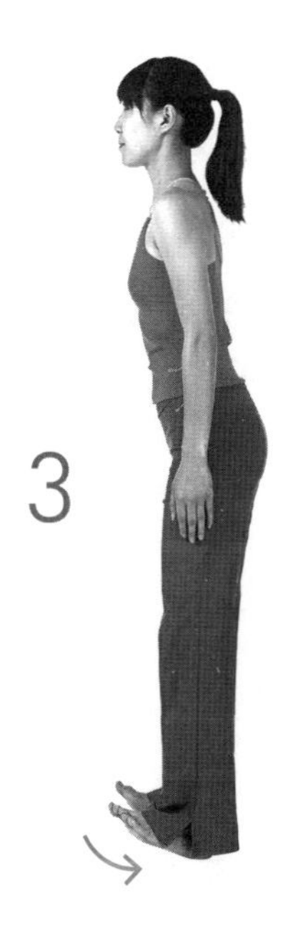

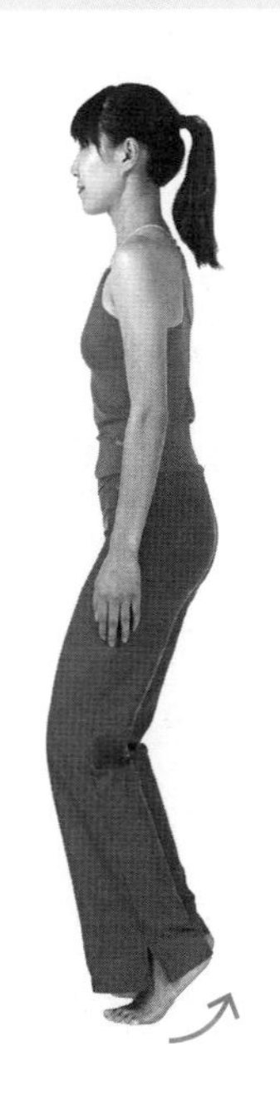

08 冰敷：適用於紅腫熱痛症狀

適用：

急性發炎，有紅腫熱痛現象。如外傷撞擊、扭傷挫傷、急性感染、急性手術後傷口、局部注射之後。冰敷用得好，可說勝過消炎藥。

方法：

- 使用冰枕或冰袋，以適量冷水投入適量冰塊，接觸面溫度約在 5℃左右，不是越冰越好。若天氣寒冷時，可用「冷敷」代替。冰枕或冰袋輕置於患部，並可依實際狀況離開接觸面數秒，以緩和維持接觸面的溫度。
- 每次冰敷約 15 ～ 20 鐘。一般每日可做 4 回，急性外傷可增加至每小時冰敷 20 分鐘。

作用：

- 改善細胞膜通透性，減少腫脹與發炎反應。
- 收縮血管，減少出血及發炎，降低組織傷害。
- 減少肌肉痙攣收縮。
- 提高神經對疼痛的閾值，減輕痛處。
- 手術後減少傷口出血及腫痛。

禁止使用65℃以
上熱水，避免傷
害產品及燙傷。

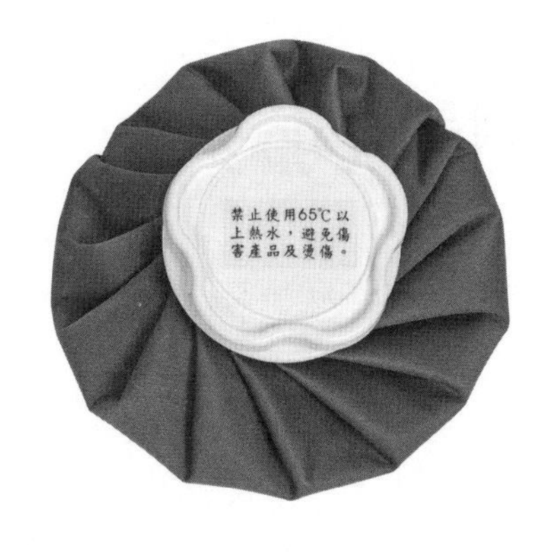

▲冰熱敷袋

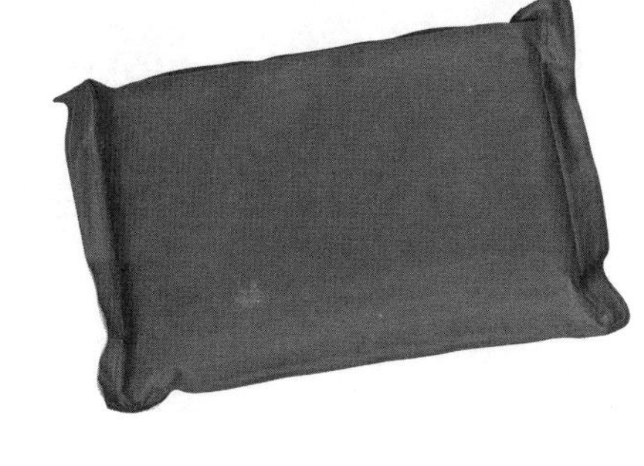

▲冰熱敷枕

禁忌：

- 末梢或局部循環不良者不宜。
- 嚴重失溫者不宜。
- 避免過度冰敷造成凍傷。

注意事項：

- 有的冰敷袋是「冷熱兩用」的，同時可用於熱敷，但一般使用溫的熱水以不超過 65℃為原則，熱敷接觸面約 42℃。有的只能用冰敷，裝熱水可能會破裂，造成燙傷。購買時要問清楚。
- 無論冷熱敷袋，都只能放或靠在肢體上，千萬不可壓上去或坐上去、躺上去，否則有破裂的風險。

09 熱敷：適用於慢性發炎、非急性傷害

適用：

熱敷是最傳統簡便、可提升血液循環的好方法。對於慢性發炎、組織修復、非急性期傷害、關節組織退化、局部循環不良者，皆可使用。

方法：

- 熱水袋、熱敷電毯（含紅外線作用的溼熱毯最佳，可避免皮膚乾燥傷害）、熱敷墊均可。沒有傷口時，亦可將肢體直接泡入熱水桶中。與皮膚接觸面的溫度約42℃。
- 每次熱敷以 20 ～ 30 分鐘為宜。每日 2 ～ 4 回。時間太長或次數過多並不能提升效益。

作用：

- 擴張血管，促進局部血液循環。
- 增加組織通透性，改善組織修復效果。

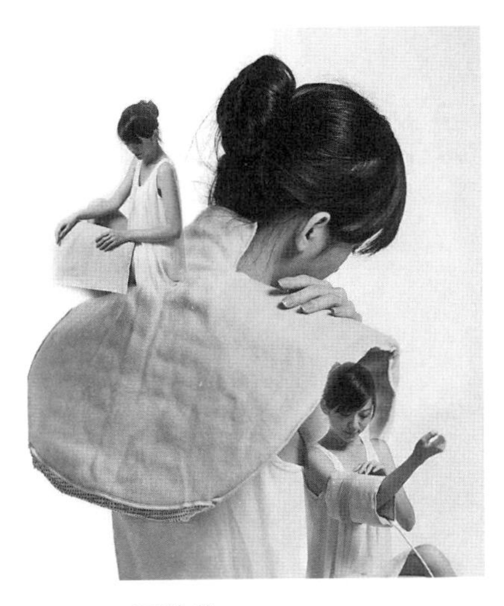

▲電熱毯

- 增進局部新陳代謝，排除疼痛物質及代謝產物、減少疼痛。
- 放鬆肌肉，消除緊繃壓力造成的疼痛，增加舒適感。
- 放鬆心情好入眠。

禁忌：

- 急性紅腫熱痛或細菌感染時，熱敷會惡化病情。
- 急性外傷、扭挫傷時不可熱敷，會增加出血及腫痛。

10 常見熱敷錯誤你犯了嗎？

Q1 熱敷可用吹風機替代嗎？

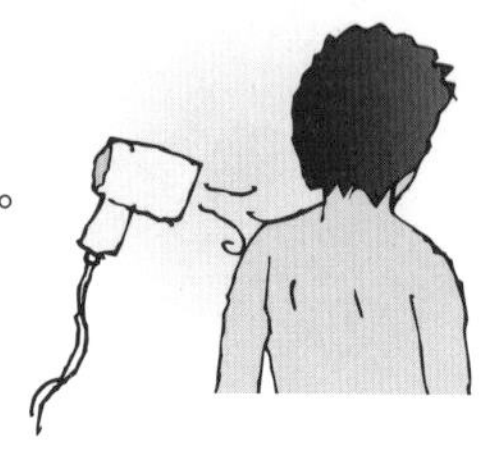

A：不好。會造成皮膚乾燥受損及老化。

Q2 可不可以用泡澡代替熱敷？

A：不好。熱敷是為了增加「目標區域」的局部循環，全身泡澡分散效果，甚至導致目標區受益最小。

Q3 要不要加酒？加鹽？加蔥？加藥？

A：聽起來好像要燉煮食物，其實都不必要。雖然傳統作法加酒可增加皮膚表面血管擴張，但不見得提高效果。加入其他物質乃至草藥，則往往會增加感染機會。

聽說用粗鹽炒很有效？

A：炒過後的粗鹽因「比熱」大，且有紅外線釋出，在過去是個好方法。但目前科技進步，提供的紅外線溼熱毯效果更佳，所以不必這麼辛苦。

睡覺時整夜熱敷好不好？

A：不好。熱敷時間太長會造成組織充血腫脹，且睡覺熱敷容易燙傷。再說，熱敷後最好同時做些伸展運動，效果才會更好。

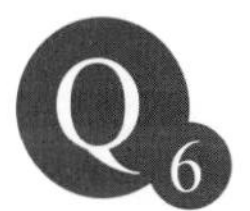

熱敷有禁忌嗎？

A：有糖尿病或末梢神經炎，對溫度不敏感者，使用冷熱敷要格外注意溫度，以免造成傷害。

Chapter 6

強筋健骨，運動有方法，食療不可少

對於筋骨關節有幫助的食物，大致上可分成四大類：減少發炎、抗氧化、構成原料、幫助修復。

肌肉鍛練是王道，強化肌肉有方法，除了運動訓練外，正確的飲食是絕對必要的物質基礎。

鈣與維生素 D 則是骨骼的基礎，軟骨的保養不可或缺，我們會特別來討論。

運動可以簡單，但由於每個人有不同的體質條件、體能狀況、興趣與需求，因此「不同的人，就需要不同的運動」。所謂不同的人，大致上有三種分法：第一種情況就是男女老少；第二種是不同身體狀況或罹患不同疾病的人；第三種則是不同部位疼痛或受傷的人。老人家與小孩子的運動需求不同；體質差異甚大，運動時要注意的重點也就不同。

01 關節退化常痠痛？強筋健骨的 4 大類食物

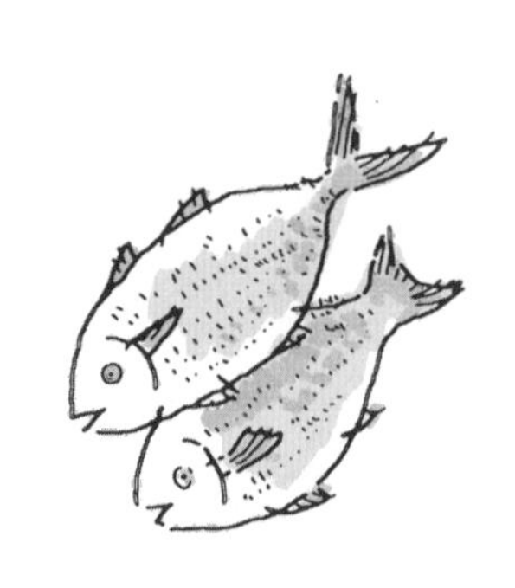

強筋健骨要從日常飲食中一點一滴聰明吃，才是最佳選擇。究竟日常生活中哪些食物對筋骨關節最好呢？對關節筋骨有保護作用的食物，主要可歸納為四大類，以下分別說明，提供給讀者參考：

減少關節發炎的食物

關節發炎就像是泥濘的馬路，當大車（壓力）路過時，將造成更大的破壞，使馬路結構更泥濘，可說是惡性循環。因此，想要增加關節的耐用程度，就得降低關節發炎的機會。

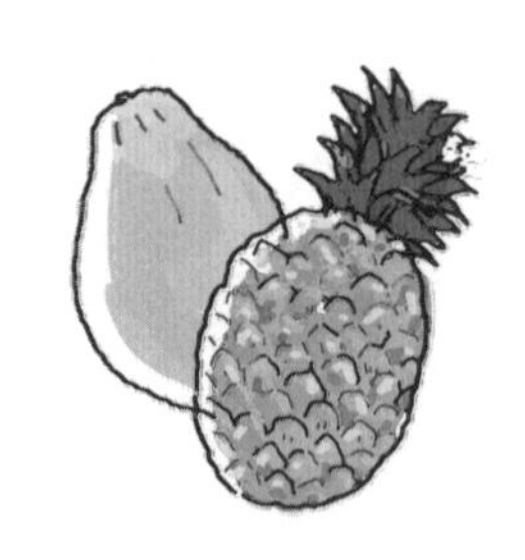

- **富含 Ω3 脂肪酸的魚類：**可抑制發炎反應，改善並減少關節炎。尤其是魚油富含 Ω3，當中的 EPA 和 DHA 對抗發炎有良好功效，透過對前列腺素系統的作用，有效降低關節炎的發生及改善類風濕關節炎的症狀。

Ω3 多元不飽和脂肪酸主要有：α- 次亞麻油酸（ALA）（常見來源：亞麻籽、核桃、馬齒莧）、二十碳五烯酸（EPA）、二十二碳六烯酸（DHA）（主要來源為高油脂魚類，如鮭魚、鱒魚、鯖魚、鮪魚、沙丁魚、鯡魚、秋刀魚）。

要特別注意的是，罹患關節炎的人若合併其他慢性疾病，例如心血管疾病、做過心導管、發生過血栓的病患，或是同時服用阿斯匹靈或其他抗凝血劑時，攝取魚油或銀杏等具抗凝血功效的食物，就得很小心並與醫師討論。

想避免過量風險，可直接吃魚，一週吃魚 3 ～ 4 次為佳，以小型魚較理想，深海魚因擔心重金屬污染，一週以不超過 1 次為宜。

- **蔥、薑、蒜、辣椒**：傳統醫學裡，筋骨痠痛多屬於「痺症」，疏筋活血可以改善，而這些辛辣性食材，就有此功能。薑已證實可抑制體內介白素和前列腺素的合成，減少發炎反應，又少有副作用。蔥、蒜、辣椒也有類似效果。但攝食過多仍可能造成腸胃不適，體質躁熱者也不宜過量。
- **柑橘類、櫻桃、李子、鳳梨、木瓜、甜椒**：這類食物含類黃酮，能抑制關節炎反應，更有抗氧化作用，可減少自由基，延緩關節老化。尤其是柑橘類，如柳丁、橘子、葡萄柚等水果，其類黃酮和維生素 C 含量最高的部位在「白絲」，最好一併吃下，才不會辜負好東西。

抗氧化食物

含抗氧化劑的食物可對抗自由基，保護關節軟骨及周圍的肌腱韌帶、滑液囊等組織，關節炎發作時，能減輕關節疼痛不適。主要包括：

- **維生素 A、類胡蘿蔔素**：如木瓜、南瓜、芒果。
- **維生素 C**：除了有抗氧化功效之外，還是人體合成膠原蛋白過程的重要輔酶。富含的食物有檸檬、奇異果、葡萄柚、柳橙、芥蘭、青椒等。
- **維生素 E**：如腰果、花生、葵花子、杏仁。
- **硒**：是抗老化的重要微量元素。補充硒可改善退化性關節炎的症狀。硒的最佳來源有蝦類、大蒜、洋蔥、全穀類。

筋骨關節構成原料的食物

- **鈣**（請見本書 156 頁）**、維生素 D**（請見本書 161 頁）、**適量的磷**。
- **優質蛋白質**（請見本書 154 頁）。

- **其他礦物質，如鎂**（桑葚乾、桂圓乾、櫻桃、香蕉、棗子），**鐵**（紅肉、瘦肉、肝臟、花生、紅豆、豌豆、紅莧菜、蕃薯菜等），**鋅**（小麥胚芽、南瓜子、松子、芝麻、瘦肉、豬肝、魚類和貝類，如蛤蜊、蛤蚌）。

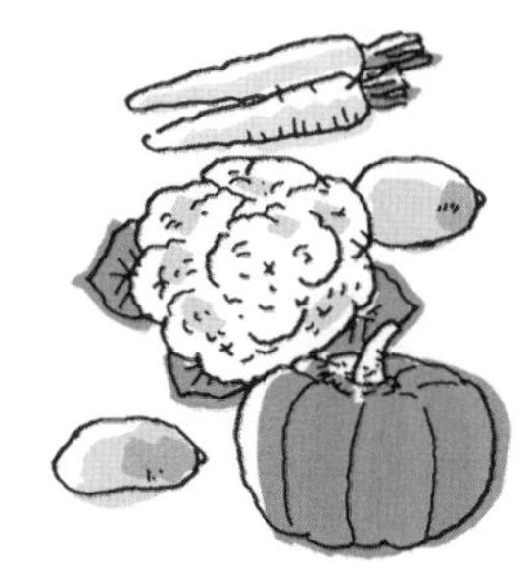

幫助筋骨修復的食物

- **膠原蛋白**。
- **葡萄糖胺**（請見本書 163 頁）**、軟骨素、玻尿酸**。
- **有機硫化物：**「硫」是構成人體結構的重要礦物元素，可以幫助軟骨基質的支撐，增加細胞及結締組織強度，改善關節的潤滑。包括皮膚、頭髮、指甲、內臟和關節軟骨中，都含有豐富的硫化物。日常飲食裡，十字花科，如高麗菜、花椰菜、芥蘭、蘿蔔、大蒜、洋蔥，都含有豐富有機硫化物，是不錯的食物選擇。

02 鍛練肌肉是王道，補充優質蛋白質有方法

肌肉消失就等於青春逝去，不論是年長者的退化，或者年輕人因運動不足久站久坐造成的「早衰型筋骨關節病變」，肌力不足都必須積極矯正，相信這樣的概念已逐漸廣為大家瞭解。

人體 70% 是水，蛋白質占 15%，是體內含量最多的有機物質，主要由 20 種胺基酸構成，其中有九種為必需胺基酸，且人體無法自行合成，或合成量不足以供應本身所需，必須由飲食中攝取。

以現代人的營養來說，蛋白質缺乏的機會應該很少，但臨床上我們仍發現，許多人的肌肉組織實在過於薄弱。

根據台北市立醫院的統計，國內 30 ～ 39 歲女性肌肉量不足的比率高達 53%，其中以腿部肌肉不足比例最高，但體脂率超高的比例卻達 55%。推測這可能與年輕女性刻意瘦身卻運動不足有關，產生所謂「瘦瘦的胖子」。

至於年長者肌肉不足的現象則很常見，除了自然老化及運動不足外，長時間忽略飲食組成或消化機能減退，也是重要原因。一般人每日蛋白質攝取建議量是每公斤體重 0.8

公克，衛福部建議成年男性每日攝取 65 公克，女性為 55 公克。肌肉量對筋骨關節的健康具有決定性角色，為維持良好的肌肉量，選擇優良的蛋白質絕對是不可忽略的一環。

一般來說，雞蛋含有相當優質的蛋白質，被譽為「近乎完美的食物」。大豆製品的蛋白質也很不錯，但它缺乏甲硫胺酸（methionine），是種不完全蛋白質，必須再多攝取其他蛋白質食物來彌補。

至於牛肉、豬肉含的飽和脂肪酸量顯然高得多，相對來說禽類及魚類則較佳。堅果類如核桃、杏仁、腰果、芝蔴、松子、瓜子，亦含有較高質量的蛋白質，但胺基酸各有不同，所以可採均衡多種的攝食原則。

不少運動員喜歡用乳清蛋白來增加肌肉量，它吸收快。食用 1 個小時後胺基酸很快進入血液循環，體內蛋白質合成率顯著增加，研究顯示約 1.5 個小時達到高點，合成率增加可達 68%，3 個小時後才降回原點。至於酪蛋白的吸收較慢，但可持續到 72 個小時，提高約 31%的蛋白質合成速率。

03 鈣：預防骨質疏鬆第一要素！

一提到骨質疏鬆，第一個想到的營養素就是鈣了。一般成人體內約有一到兩公斤的鈣，是體內含量最多的礦物質，其中超過 98％的鈣貯存在骨骼中，也占了所有骨骼重量的 40％。雖然大多數人都了解鈣的重要性，但事實上要從日常食物攝取到足夠的鈣還真不容易。

根據衛福部民國 95 年至 101 年「國民營養健康狀況變遷調查」，顯示國內學童鈣攝取量幾乎 100％未達建議量，而成人鈣攝取不足亦達八成以上。

牛奶雖含有豐富的鈣質，但是亞洲成人超過 4 分之 3 為乳糖耐受不良體質，喝乳品容易腹瀉、腹脹或吸收不良，補充效果恐怕不佳。因此，食物中最值得推薦富含鈣質又好吸收利用的是起司、小魚乾、黑芝麻、豆腐、堅果及深綠色蔬菜，應該多加攝取。

至於額外補充鈣片，到底有沒有效呢？根據調查，成人一天額外補充 500 ～ 1500 毫克的鈣，可以有效降低骨質疏鬆及骨折的風險。至於已經骨質疏鬆的人，還來得及嗎？要知道，骨質流失是一個持續進行的問題，雖然補充不能完全阻止此一必然趨勢，卻可以減緩疏鬆的速度。因此，越是年長者及骨質疏鬆者，就越迫切需要額外補充鈣。

鈣的功能廣泛，除了保骨外，還有安定神經、調控血壓、改善大腸激躁症的功效，因此對高血壓、心臟病、頭痛、腎結石、抽筋、失眠、緊張壓力、經前症候群、更年期的人來說，都是必要的補充品，對發育中的孩子而言，更是長高長壯不可或缺的營養素。

不過，市面上常見的鈣補充品相當多，依其成分主要有碳酸鈣、檸檬酸鈣、葡萄糖酸鈣、磷酸鈣等。其中以檸檬酸鈣吸收最好，但含鈣率只有 21%；碳酸鈣含鈣量最高，達 40%，是最經濟實惠的，但較不好吸收，一般建議與食物合併食用（請見第 159 頁）。

由於人體每次對鈣的吸收不會超過 500 毫克，因此補充時要多次分批、每日規律，才能獲得比較好的效果。適量補充鈣質，並不會增加腎結石的機會（結石多數因體質、水喝太少及泌尿道感染所致），相反的，可與食物中的草酸結合，將不溶性的草酸鈣從糞便排出，反而減少泌尿道中的草酸濃度，降低結石發生率。

特別要注意的是，鈣的每日補充上限為 2500 毫克，超量補充對身體沒有幫助，反而可能增加泌尿道結石機率。

高鈣食物建議表（每 100 克食物含鈣量）

（單位：毫克）

種類	50 ～ 100	101 ～ 200	201 ～ 500	500
穀物澱粉類	綜合穀類粉 蒟蒻	糙米片隨身包 加鈣米	麥片	養身麥粉
堅果及種子類	白芝麻、杏仁粉 核桃粒	紅土花生、腰果 開心果、蓮子 杏仁、花生粉	杏仁果 無花果	黑芝麻粉、愛玉子 黑芝麻、芝麻醬 芝麻糊、山粉圓
蔬菜水果類	油菜花、甘薯葉 白鳳菜、青江菜 空心菜、高麗菜 葡萄乾、雪裡紅 黑棗、菠菜、紅棗 芹菜、海帶、芥菜 橘子	紅莧菜、九層塔 綠豆芽、紅鳳菜 藤三七、小白菜 黃秋葵、紫菜 龍眼乾、皇冠菜 川七、油菜 莧菜、薄荷	黑甜菜 山芹菜 芥蘭 洋菜	髮菜 香椿
豆類	豆腐皮、米豆 蠶豆、花豆	黑豆、黃豆 豆鼓、綠豆 傳統豆腐、紅豆	干絲 黃豆 凍豆腐	小方豆干
魚貝類	海鰻、白花、白口 紅蟳、干貝、草魚 紅蜻蜓魚、小龍蝦 斑節蝦、螳螂蝦 白海參	牡蠣、文蛤 劍蝦、蝦仁 蝦姑頭、鹹小卷 牡蠣干	薔薇離鰭鯛 旗魚鬆 金錢魚	小魚干 蝦皮、蝦米 魚脯
乳品類		高鐵鈣脫脂牛乳 脫脂高鈣鮮乳 低脂鮮乳 低脂保久乳		奶粉、乳酪 羊奶粉 羊乳片

資料來源：國民健康署

市售鈣補充品的種類與特點

鈣來源種類	含鈣比例	吸收是否受胃酸影響	差異性
碳酸鈣 Ca carbonate	40%	+	與食物併服、含鈣比例最高、價格便宜
磷酸鈣 Ca diphosphate Ca triphosphate	30% 37.5%	+	與食物併服用
檸檬酸鈣 Ca citrate	21%	—	不受食物影響、價格高、含鈣比例低，胃酸不足、服用制酸劑者適用
乳酸鈣 Ca lactate	18%	—	不受食物影響、含鈣比例低
葡萄糖鈣 Ca gluconate	9%	—	不受食物影響、含鈣比例低
天然鈣	難定量	+	鈣含量難定量、有重金屬污染疑慮，與 Ca carbonate 性質同，但卻價格昂貴

鈣的吸收受其他營養素的影響

營養素	功能	影響鈣質吸收
磷	磷與鈣形成 hydroxyapatile，是骨基質主要的礦物結晶鹽	磷缺乏會影響骨頭生成及礦化作用，增加尿鈣流失 磷過量，尤其是來自大量乳品及動物性蛋白質，會造成鈣吸收不良、血管鈣化、腎臟受損、血鈣下降
鎂	骨骼內含量最多的礦物質之一，70%存在骨骼中，是人體超過 300 種以上酵素的輔助因子	調節鈣的衡定，預防鈣質沉澱於組織及血管壁，維持心臟功能，降低動脈硬化 維持神經、肌肉正常功能，防止肌肉退化
維生素K	骨鈣蛋白（osteocalcin）進行成骨作用的必須輔助因子，可增加骨密度、骨品質	較高的維生素 K 補充可改善骨骼強度及品質，降低骨折發生率
素食	可能造成鈣、維生素 D 攝取量較低 可能因大量蔬果增加鉀、鎂攝取，形成鹼負荷量（net base load），有助骨骼健康	研究顯示，一般素食者骨密度較低，但其差異性不足以造成對骨折風險的顯著影響（Am J Clin Nutr, 2009）
鈉	飲食中鈉攝取多，尿鈣排出就多，增加蝕骨作用速率以平衡鈣	避免高鈉攝取

04 維生素D：幫助鈣質吸收，還能抗老防癌

很早以前，醫界就知道維生素D缺乏會造成「兒童佝僂症」（rickets）及成人的「軟骨症」（osteomalacia），它主控體內的鈣磷平衡及腸道中對鈣質的主動吸收，攝取不足時，骨質疏鬆及骨折風險將大量提高。鈣與維生素D合併補充，則可顯著降低脊椎及髖骨骨折機率。

理論上，人體皮膚只要經由紫外線照射，即可製造維生素D，台灣地區日照充足，應該不會缺乏。但根據衛福部的資料顯示，可能因為室內工作型態普遍及過於重視防曬，98%國人血液中的維生素D濃度不足。建議最好每天可以曬太陽10～15分鐘，另外也可以補充維生素D_3來補救。

維生素D近年來成為醫療營養界最熱門話題，因為科學界觀察到，人體每個細胞都有維生素D的接受器，身體幾乎所有功能運作都要依賴它，與心臟病、糖尿病、憂鬱症、癌症及免疫系統疾病關係密切。

美國約翰霍普金斯大學指出，維生素D至少控管人體二百多個基因，而且與發炎機制相關。然而任何營養素的補充都需要在合理範圍，由於維生素D為脂溶性，可在體內累積，因此千萬不要攝取過量。中毒劑量約為每天4萬

國際單位。

自然界維生素 D 的食物較少，主要在魚肝油（要注意是否有重金屬或毒素污染）、含高油脂的魚（如野生鮭魚、鮪魚、鯖魚），牛奶、蛋黃中亦含有。

目前有科學證據支持的維生素 D 好處

- 協助鈣質吸收，促進骨骼與牙齒健康。
- 提升下肢力，防止下肢肌肉萎縮，年長者尤其顯著。
- 降低心血管疾病發生率。維生素缺乏者，血管狹窄比例比一般人高 80%，死於心臟病風險多 3 倍。
- 降低血壓，減少高血壓發生率。
- 降低罹患第二型糖尿病風險。
- 減少慢性疼痛。
- 預防癌症，以乳癌、大腸癌、攝護腺癌的證據較明確。
- 缺乏者憂鬱症、巴金森氏症、失智症風險提高。
- 減少流感發生率。

05 用葡萄糖胺保護軟骨，預防退化性關節炎

軟骨磨損及修復能力下降，是退化性關節炎最主要的原因，早自 30 歲左右就開始發生，一般累積到 50 歲左右，就會出現顯著症狀，因此保養應用葡萄糖胺保護軟骨，預防退化性關節炎該儘早開始。

葡萄糖胺（glucosamine）應該是最廣為人知的保健品了，它是關節軟骨及滑液的主要原料之一，人體可以自行合成，但中年以後的量可能不足，而使得軟骨代謝能力亦隨之不足。它能刺激軟骨細胞產生膠原蛋白及蛋白多醣，不但能促進軟骨再生修復，還能讓軟骨吸收足夠的潤滑液，以維持其結構安定及緩衝避震功能。此外，它還具有抗氧化作用，可消除過多自由基，降低關節發炎。

根據近年來的研究，軟骨的保健品配方不應只有葡萄糖胺，合併軟骨素（chondroitin）可以獲得加乘效果，因此較新的配方幾乎都採取兩者併用。軟骨素是由胺基半乳糖及葡萄糖醛酸構成的大分子蛋白，廣泛存在關節軟骨、韌帶、骨骼中，以及角膜、心臟瓣膜、血管壁及皮膚中。

葡萄糖胺與軟骨素可透過身體合成，富含蛋白質的食物是主要來源。此外，含骨膠質的食物，如雞爪、豬腳、豬

耳、蹄筋、魚皮、海參等對軟骨組織也有幫助，但同時卻要留心合併吃入大量的膽固醇及飽合脂肪。當我們無法從日常食物中獲得足量的葡萄糖胺與軟骨素時，尤其當關節炎症狀出現或早期的髕骨軟骨炎困擾你時，都應該多攝取這些營養補充品。

複合型關節保健食品成分及機轉

作用機轉	成分	含量
軟骨保健	Glucosamine HCl 鹽酸基葡萄糖胺	300mg
	Chondroitin 軟骨素	150mg
	Hyaluronic acid 玻尿酸	10mg
硬骨保健	Calcium carbonate 碳酸鈣 （含鈣 300 mg = 750 mg x 40%）	750mg
	Vitamin D 維生素 D	200IU
植化素	Isoflavones 大豆異黃酮	25mg
抗炎	Avocado soybean unsaponifiable（ASU） 酪梨油／大豆非皂化物	100mg

例舉複合型關節保健品成分（成分會因不同產品配方而有所差異）

06 兒童、青少年：注意心肺能力及安全性

根據許多國家的資料顯示，已開發國家青少年的體能狀況，隨著生活習慣的改變，變得越來越差，尤其是在美國，這個問題似乎特別嚴重並且受到廣泛的注意。

兒童與青少年經過規律的體能訓練，在有氧耐力、心肺功能、肌肉增長方面，均可獲得良好的反應，這點與成人比較，並沒有顯著的差別。但由於兒童在發育上未臻完全，仍有幾點需要特別注意：

- 兒童的心臟、肺臟以及血量較小，因此心臟輸出量也較小，使得運輸到肌肉組織的氧氣量也較少，身體所能消耗的最大氧量也較低，因此訓練的強度要適當。
- 與成人相比，兒童的代謝速率較高，而排汗功能較差，因此在較劇烈的活動中，往往會產生更多的熱量。如果在悶熱環境中，需注意水分補充與適當的休息。
- 以每單位體重來計算，兒童的身體表面積比成人更大。越小的孩子，便越容易在低溫的環境中喪失體內熱量，甚至造成體溫下降。特別是兒童在游泳或水中遊戲時，需留心水溫過低，並適時讓他們上岸休息。

- 適當的重量訓練對孩童有益，但一定要避免受傷；至於較大強度的訓練，最好等發育完全後再進行。
- 某些孩子可能有潛在疾病，特別是先天心臟的缺陷，可能會在從事較激烈運動時發生危險。因此，當孩童在運動時出現胸痛、突然暈厥、心跳不穩定或過速、突然喘不過氣或臉色改變，都應立刻停止運動，並尋求專業醫師做進一步檢查。
- 較小孩童的運動應著重趣味與生活化，提供較多非競賽性的活動，使其能愉快地參與。
- 孩童與青少年時期如果能避免肥胖，則將來成年後肥胖的機會較少。青少年是鍛鍊肌肉力量的最好時機。人體骨骼中礦物質的吸收，在青少年時期與剛進入成年期最重要，因此要多攝取含豐富鈣質的食物。

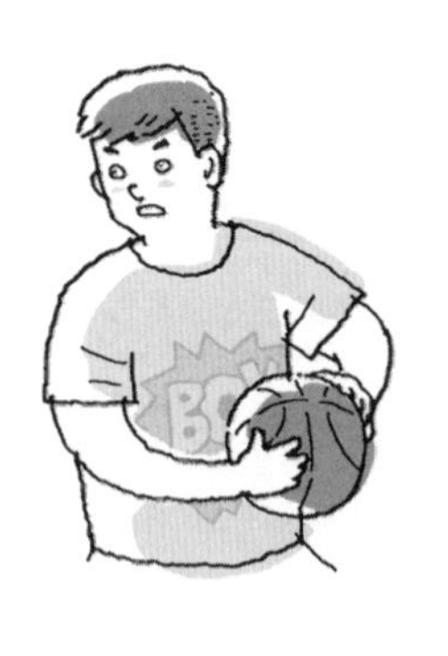

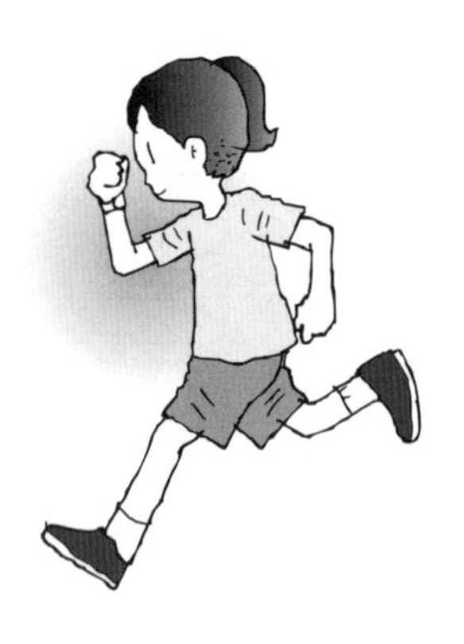

07 女性：生理期間可適量運動，適當運動有益更年期調適

雖然近 30 年來，全世界最好的男、女運動員間的成績差異已經慢慢降低，但仍維持一定程度的差距，這主要和身體結構有關。因為女性有較多的脂肪、較小的心臟與肺臟，以及較少的骨骼肌，所以男女在運動成績上會有所差異。

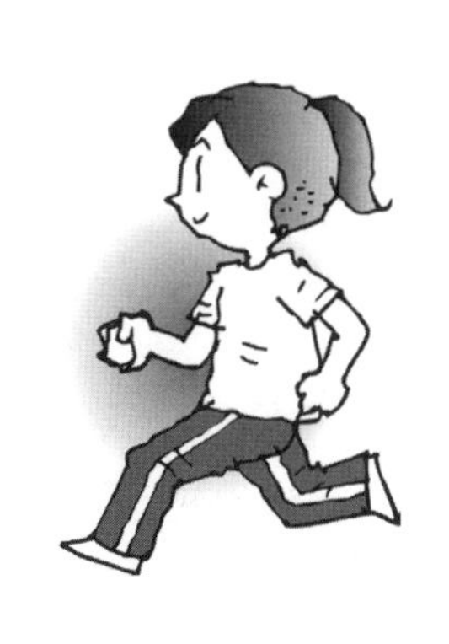

通常，女性運動員在接受高強度訓練時，可能會因為巨大壓力導致生理期延後或者不規律，但大多數經過運動量的調整與放鬆壓力後，便會恢復正常。但如果過於嚴重，則會出現月經週期停止，也就是閉經。如果閉經已經好一段時間的話，可能會導致體內雌激素下降，甚至產生骨質疏鬆的現象，部分還會合併食慾不振，因此需找醫師治療。

至於女性生理期間還是可以做運動，但要以舒服適量為原則。另外對更年期婦女來說，運動可以改善更年期所帶來的心情低落、提高睡眠品質、減少骨質疏鬆及肌肉萎縮，並防止體重增加，是廣泛被建議的。

常見運動的強度

形式	心肺功能	肌肉力量和耐力
籃球	4	2
網球	3	3
排球	3	3
自行車（快速）	5	3
有氧舞蹈（中等強度以上）	4	4
高爾夫（走動並帶球具）	3	2
跳繩（中等強度以上）	4	3
直排輪	4	3
游泳（快速）	5	4
跑步（快步）	5	2
快走	3	2
重量訓練	2	5

※ 效果強度最弱為 1，最強為 5。

08 銀髮族：運動量需要緩和漸進

規律的運動可以降低老年人的健康問題，但隨著年紀增加，衰老帶來的變化仍將逐漸出現，包括：心肺功能的下降、肌肉與力量的減少、脂肪比例的增加、骨質的疏鬆、關節柔軟度變差、平衡力退化，加上視力與聽力的減弱，都會隨之而來。

然而許多研究顯示，經過適當的訓練，在心肺功能、肌肉力量、平衡力等方面，即使到年紀頗大才開始，都一樣可以獲得良好的效果。

但由於年紀增長，因此運動量必須以緩和漸進的方式來調整，並且避免衝擊式的運動，防止運動傷害，特別是因跌倒而造成骨折。運動的環境亦相對重要，避免在地面不平或視線不良時操作。伸展緩和的運動在高齡時更被強調，以東方呼吸訓練的方式，可以較安全有效地增加心肺功能。

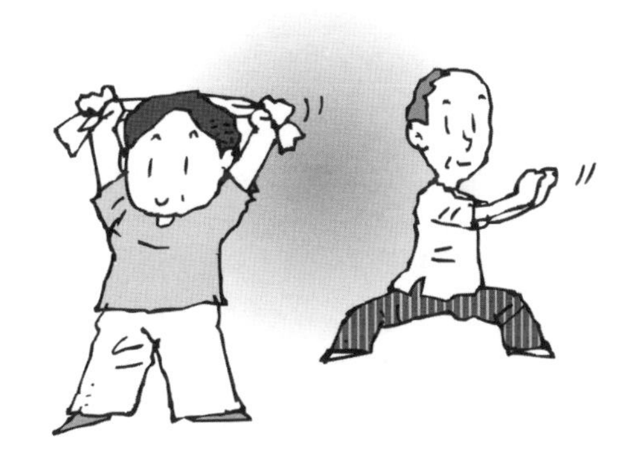

常見運動對人體的主要體能

分類	項目（舉例）	主要體能要求
技能協調性 及動作形式	體操、花式溜冰 跳水	平衡感、協調性、 肌力和速度的綜合能力
增加週期性運動 的速度	跑步、游泳、 划船、滑雪	速度、耐力
提高運動速度 與肌力	鉛球、標槍 舉重、跳高	肌力、速度 爆發力
與對手對抗 的能力	跆拳道、柔道 拳擊	敏捷性、協調性 反應時間和速度 耐力、肌力
完善操縱 某種工具	賽車、馬術 帆船	協調性 反應時間
完善中樞 神經系統功能	射箭、射擊	協調性、耐力
綜合性 運動能力	十項全能 鐵人三項 團體性球類競賽	多項技能體能 之綜合要求
養生與 協調訓練	氣功鍛練、太極 瑜伽、彼拉提斯	呼吸技巧、協調性 柔軟度、意念訓練

※ 參考 Gandelsman 及 Smimov 提出的方式分類

09 關節炎患者：以不增加關節負擔為原則

關節炎意味著一種引起關節發炎的疾病，早期主要症狀包括疼痛、腫脹、無法支持力量而造成行動上的不便；隨著病情演變，最後可能導致關節變形、攣縮，活動範圍減少，甚至僵硬。關節炎本身雖不致命，但卻不易治癒。據統計，關節炎是美國人最普遍的慢性疾病之一，長時間嚴重影響行走、穿衣、爬樓梯、上下車、上下床等日常生活。

退化性關節炎又叫骨關節炎，是最常見的關節炎。據統計，65 歲以上的老人，女性約有 25%，男性約有 15% 罹患此疾。

由於正常關節的末端，由一層平滑的關節軟骨所包覆，能夠保護底下的硬骨，承受活動時產生的壓力及減少磨擦力。而退化性關節炎患者的關節，軟骨往往受到破壞而無法完全修復，造成磨損甚至暴露出底下的硬骨而逐漸產生變形，又因為關節邊緣的贅骨增生而形成骨刺；最後因疼痛及活動受限，關節周圍的軟組織也受到波及，肌肉也跟著退化萎縮。

許多研究顯示，退化性關節炎患者的關節活動範圍與柔軟度顯著受限，肌肉力量較小，平衡力與心肺功能也比較差；而且此種患者也較常罹患心臟病、糖尿病、骨質疏鬆症等慢性病。關節炎患者的關節喪失功能，有相當大的部分是缺乏運動所引起；然而又因為關節的疼痛與功能喪失，使得關節炎患者無法像一般人進行運動或者不願意運動。

如此一來，便產生關節炎越來越惡化及功能越來越下降的惡性循環。因此，針對關節炎患者的運動，主要的目標在於以盡量不增加關節負擔為原則，來促進關節功能的恢復。

關節炎患者運動 3 原則：

- **促進關節活動範圍和伸展運動**：關節活動範圍限制常源自於活動時的疼痛、關節周圍的肌肉與軟組織黏連萎縮。因此，在減少受力情況下進行關節及肌肉的伸展極為重要。
- **增加肌肉力量**：肌肉收縮一般可分為等張收縮（肌肉在近似張力下收縮而引起關節運動）與等長收縮（肌肉收縮，但沒有引起關節活動）。等長收縮可以協助關節炎患者增加力量（如抬腳伸腿的動作），而不致於造成關節受力的副作用。等張運動（isotonic exercise, 如步行、騎腳踏車）應該在接受過一定程度的等長運動（isometric exercise）訓練後，在肌肉力量有所恢復下，才可以適量進行。

退化性關節炎，50 歲後小心！

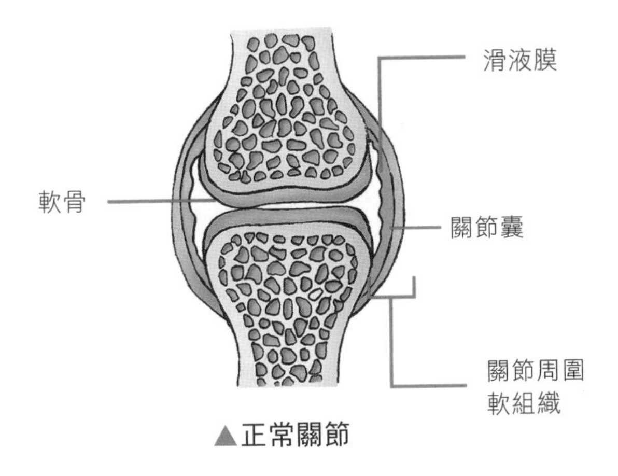

▲正常關節

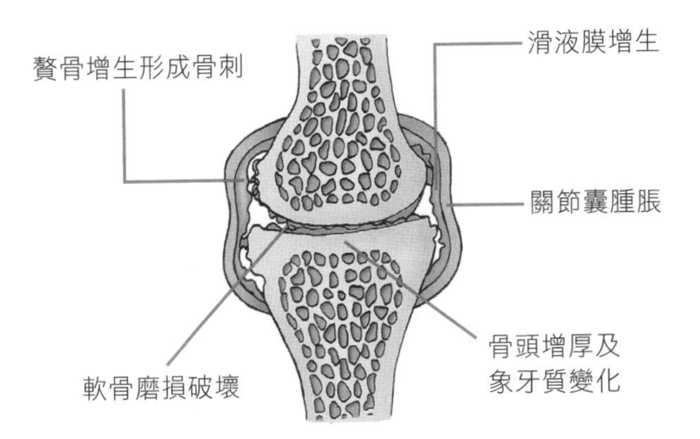

▲退化性關節炎

- **增進心肺功能：**如有氧運動。由於害怕關節的負荷，有氧運動過去常被忽略或避免。但只要在非急性發作期，適當的有氧運動，對關節炎患者的整體健康有很大的助益。水中的活動因為有水的浮力與阻力，對關節炎患者相對安全有效，如游泳、水中有氧、水中步行等運動。

基於前述三個原則，關節炎患者應該積極而有計畫地進行運動訓練，並避免從事可能加重關節炎的運動。例如慢跑原本是個不錯的運動，但也有患者因從事過量的運動，如過長的運動時間或過於激烈（如快速地在山地跑步或跑樓梯），反而造成疾病惡化。此外，避免肥胖，休息時保持關節放鬆的姿勢也很重要。

10 糖尿病患者：運動與飲食要定時、定量

運動可以增加糖尿病患者對胰島素的敏感性，特別是對第二型糖尿病患者（NIDDM），不但能增進心肺功能、促進末稍循環、減少體重，同時能降低罹患心血管疾病的危險因子。

雖然第一型或第二型糖尿病患者都需要適當的運動，但運動對他們來說也有潛在的風險。對已接受治療的患者來說，首先要留心低血糖的發生，因為運動有可能減少人體對糖尿病藥物的需要量（也可能因食量的不足或補充過慢所致）。血糖濃度原本控制不良或有酮尿症的患者，則要留心突然運動造成的血糖快速上升或酮尿症的惡化。

因此建議糖尿病患者，早上運動比晚上運動來得適合，這樣可以避免睡眠中發生的低血糖。運動的量與飲食的量要固定，最好連時間都固定下來。如果是從事較長時間的運動，最好每隔 30 分鐘補充含約 60 ～ 120 卡熱量的運動飲料，一方面防止血糖過低，一方面避免脫水。

由於久病的糖尿病患者往往都有末稍神經炎及四肢末端循環不良的問題，因此感覺系統較差，也比較容易受傷；

倘若出現傷口，也較不容易復原。因此，在從事運動時要特別留意予以適當的保護，建議最好穿著適當棉襪及鞋子。

對大多數糖尿病患者而言，如果每天能維持 30 分鐘左右的中等強度運動，對血糖的控制與合併症的預防，具有良好的效果。遺憾的是，在統計上，糖尿病患者維持規律運動的比例，甚至比一般人來得低，可見改善的空間還很大。

11 冠心病及高血壓患者：運動要緩和漸進，避免過度激烈

冠狀動脈心臟病的五大危險因素，包括：高膽固醇、缺乏運動、肥胖、高血壓與吸菸。多數研究都認為，適當運動有助於減少冠心病的發生；即使發生，也能予以改善。然而，運動時心臟病發作的危險確實是存在的，其中大多數是因為偶然、非規律性的運動及突然過於激烈的運動。

因此，冠心病患者在從事運動前最好可以先與醫師討論，如果能在專業人員指導下的運動課程中，循序漸進地調整運動量，並且持之以恆，則能降低突發性心臟病的機率，並且獲得運動的好處。

高血壓患者進行運動鍛練之前，宜將血壓控制穩定；運動量以緩和漸進為原則；運動前後應量測血壓並做成記錄，以供診治醫師做為參考。研究顯示，規律運動後可有效地使血管放鬆而降低血壓。

12 氣喘患者：少量多次運動為原則

運動的確是誘發氣喘的原因之一。據估計，約有 80%的兒童氣喘，以及 60%的成人氣喘會因運動而引發，也就是俗稱的運動性氣喘。運動性氣喘的發病原因至今並不完全清楚，但一般認為與呼吸道內壁受到冷空氣刺激有關。

過去醫界為避免運動性氣喘發作，多會建議患者避免運動以減少發作機會；但如今則會建議在周密的醫療計畫下，鼓勵大多數氣喘病患從事適當且規律的運動，以維持良好的心肺功能與體力，防止因不運動而增加罹患其他慢性病的機會。事實上，當病人的體力與耐力增加後，氣喘發作的機會也可能降低。

但為避免運動時氣喘發作的危險，除了需在平時穩定控制與治療氣喘外，運動前也應該給予藥物，同時避免接觸其他過敏原。另外，運動時則要注意運動強度的調整並備好緊急用藥。

建議氣喘患者可以採少量多次的運動方法，避免長時間、激烈的連續運動；選擇室內運動或游泳比較好，同時要多留意天氣的變化。

搶救髖腿腳膝踝，一生健步好行！！

骨科醫師游敬倫的運動＋食物療法增訂精華版 1

作　　者：游敬倫
動作示範：林佳靜
圖文整合：洪祥閔
主　　編：何　喬
社　　長：洪美華
出　　版：幸福綠光股份有限公司
地　　址：台北市杭州南路一段 63 號 9 樓之 1
電　　話　(02)23925338
傳　　真：(02)23925380
網　　址：www.thirdnature.com.tw
E-mail：reader@thirdnature.com.tw
印　　製：中原造像股份有限公司
初　　版：2021 年 2 月
二版 1 刷：2023 年 12 月
郵撥帳號：50130123 幸福綠光股份有限公司
定　　價：新台幣 320 元（平裝）

本書如有缺頁、破損、倒裝，請寄回更換。
ISBN 978-626-7254-38-7

總經銷：聯合發行股份有限公司
新北市新店區寶橋路 235 巷 6 弄 6 號 2 樓
電話：(02)29178022 傳真：(02)29156275

國家圖書館出版品預行編目資料

搶救髖腿腳膝踝，一生健步好行！！骨科醫師游敬倫的運動＋食物療法增訂精華版 1／游敬倫編 -- 二版 . -- 臺北市 : 幸福綠光，2023.12
面；　公分

ISBN 978-626-7254-38-7 (平裝)

1. 骨科 2. 保健常識 3. 運動健康

416.6　　112020090

新自然主義